小老百姓刀械犯罪應對指南

二見龍
SOU

前日本特種部隊隊員親授
危機管理＆基本護身術！

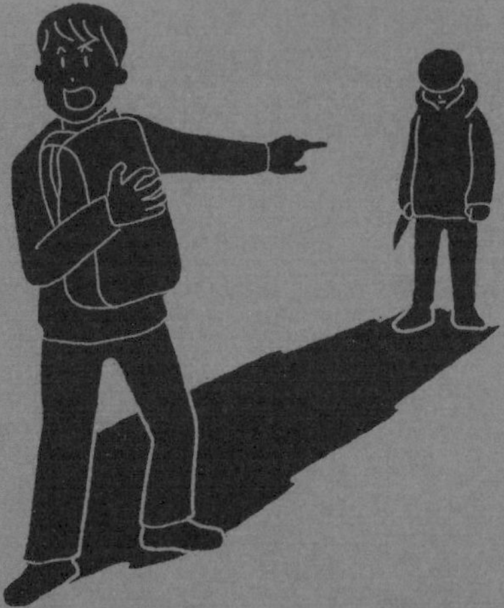

楓樹林

前言

料理刀是日本凶殺案的暴徒最常用的凶器。從這層意義上來說，包括料理刀在內的刀械，可以說是犯罪事件中最熟悉的凶器。畢竟料理刀是日常會使用到的生活用品，任何人都可以在超市等地方，以低廉的價格輕鬆購得。而刀械與槍械、爆裂物不同，使用上不會產生巨大的聲響，即便發生了事件，身在遠處的人也很難察覺到異常。

說到遇到刀械凶殺事件時，應該有不少人腦中的印象是有個肌肉發達的格鬥家，從暴徒手中搶走刀械，將其制伏；或是有人用棍棒來阻擋暴徒的行動，成功制伏對方。不過事實上，即便是累積多年經驗的人，在面對突如其來的情況時，也很難在瞬間反應過來並進行應對。證據就在於，累積了大量關於刀械應對經驗的人中，幾乎所有人，在決定出手的瞬間就已經做好了會在搏鬥中受傷的覺悟。畢竟與持刀的暴徒對峙，鮮少有人能夠毫髮無傷地全身而退，因此，最起碼要避免受到致命傷。

對生存來說這種覺悟非常重要。但實際上，很難要求毫無實力的人做到這點，在錯誤心下，選擇搏鬥其實是相當危險的。因此，本書並不像其他同類型的書籍一樣，將重點放在使用武術技巧來迎戰暴徒，而是著眼於缺乏實力的人要如何應對才能增加生存機率；介紹任何人都能運用出來的防止受害的方法與防身術。目的在於傳授任何人都能做到、簡單就能上手的應對法，盡量省略動作困難、必須花大量時間才能學會的防身術。

從日本歷年來的刀械凶殺案件來看，有些人應該還記得以下這些凶案。在秋葉原殺人事件（二〇〇八年）中，暴徒在紅燈時駕駛卡車衝進秋葉原的十字路口。當時是週日的午後，到處都是正在購物的人潮，暴徒撞傷正在過馬路的五位行人後，用匕首刺傷前來救助的人以及警察等十二人，此案共計有七人死亡。在川崎殺傷事件（二〇一九年）中，雙手持刀的暴徒，從背後刺傷正在等待校車的兒童和家長等二十人，導致兩人死亡。此外，在二〇一八年東海道新幹線襲擊事件中，暴徒拿著柴刀砍傷其他乘客時，乘務員迅速以座椅和行李箱為盾牌來應對。

在這些持刀的犯罪事件中，可怕之處在於過程僅有幾十秒到幾分鐘，如果當時正好在場，就得立即做出判斷。是要逃跑？躲起來？還是正面迎戰？當下的選擇將決定是生是死。但事實上無論是逃跑還是躲起來，判斷該如何行動其實相當困難，如果要逃跑，那要往哪個方向逃？要躲的話，又該躲在哪裡？用什麼姿勢躲藏？所以重點在於瞭解「思考的要點」，且平時就要進行訓練。本書就是一本將具體應對方法彙整成冊的指南。

由於刀械是日本發生犯罪事件中最常見到的凶器，因此，本書將書名訂為《小老百姓的刀械犯罪應對指南》。頁數比例上，有一大部分是刀械犯罪的情境，不過也有部分是刀械以外的凶器。之所以如此安排是因為應對刀械行凶的方法，基本上與其他凶器（鈍器、可燃物、槍械、爆炸物等）大致相同。當然，在遭遇槍械或爆炸物攻擊時，也需要其他的應對方法，例如趴下等。但採取行動的優先順序（逃跑、躲藏、搏鬥）與平時要注意的有許多相同之處。畢竟無法預先得知暴徒會在何時、何地，以何種凶器行凶。希望即使遭遇刀械以外的攻擊時，各位也能運用本書的內容進行應對。此外，若是對刀械以外的應對方法有興趣的話，請參考本書的共同作者ＳＯＵ所著的《小老百姓的戰場行動守則》（楓樹林出版社）。

在這個什麼事情都有可能發生的時代，但願能為守護各位或各位的家人、朋友等的性命做出些微的貢獻。

2022年5月　二見龍

參考文獻

※日本法務省：研究部報告　50　無差別殺傷事犯に関する研究　2013

CONTENTS

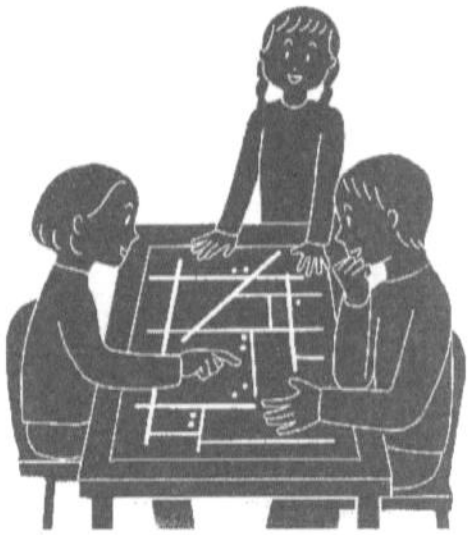

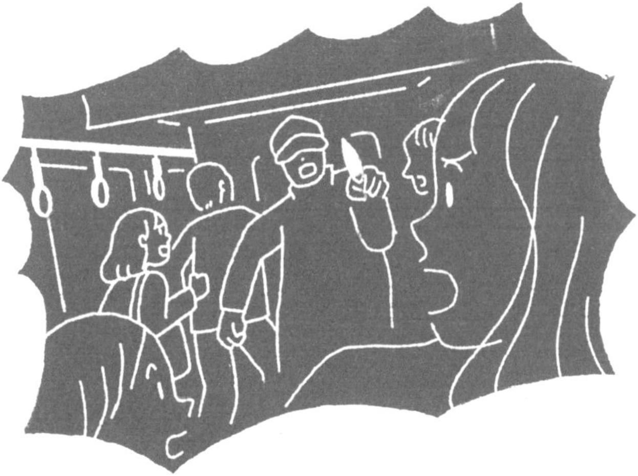

第2章 捲入案件時的應對方法

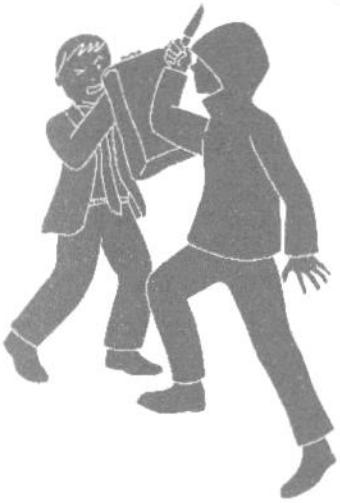

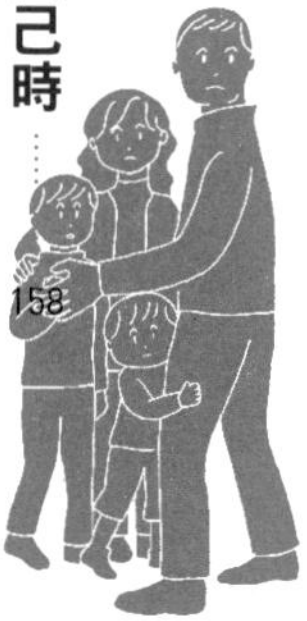

第3章 效果顯著的防衛訓練

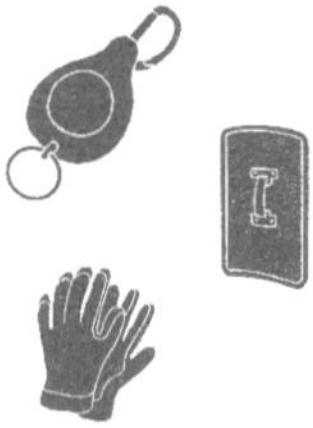

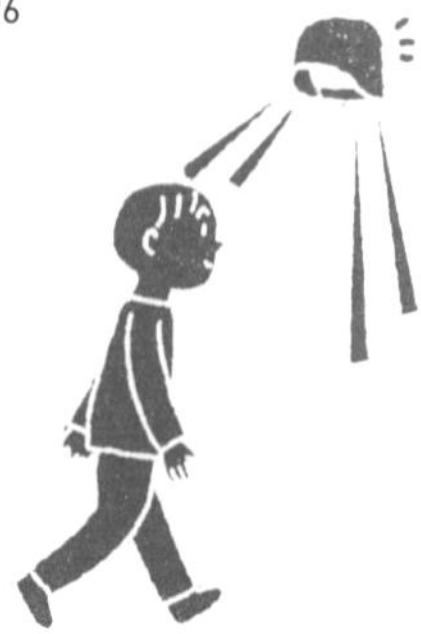

第1章

可能會遇到的危險和做好避險準備

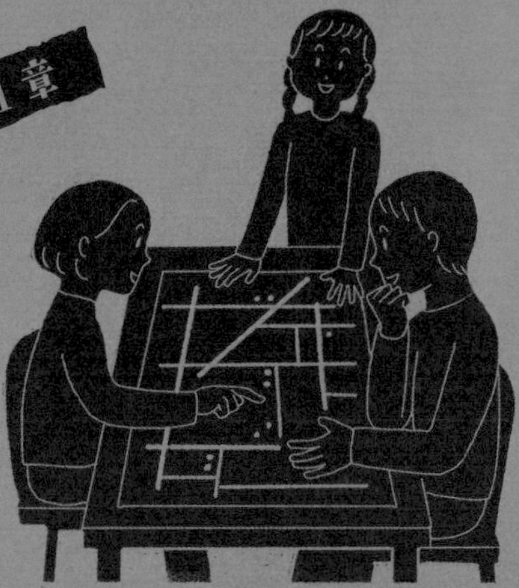

使用刀械犯罪

暴徒會使用刀械做出慘無人道的犯罪行為

在日本，刀械是暴徒進行搶劫、殺人等犯罪行為時最常使用的凶器。根據日本警察廳的犯罪統計數字，二〇二〇年遭到逮捕的八百二十四件殺人事件中，共有六百六十五件的暴徒使用凶器。詳細數據如下：槍砲類八件、繩索類四十四件，刀械則高達四百零二件。由此可得知，相較其他凶器，刀械的使用率高出許多（※）。

相信過著普通生活的人幾乎未有被人拿著刀械指著的經驗。不過，請各位想像一下，當有個人拿著一把刀，帶著明顯的殺意朝你衝過來時，你能做什麼？

若真的陷入這種情況，又什麼都做不了，你很有可能會在當下失去性命。但如果你對面對持刀行凶的事件有所準備，甚至會一點技巧，那麼你的生存機率將會大幅上升。最重要的關鍵就是——將面對持刀行凶的恐懼轉化為知識，明確知道要如何避免危險，以及不幸遭遇危難時該採取什麼樣的行動。

※根據日本警察廳的「犯罪統計書　令和2年の犯罪」

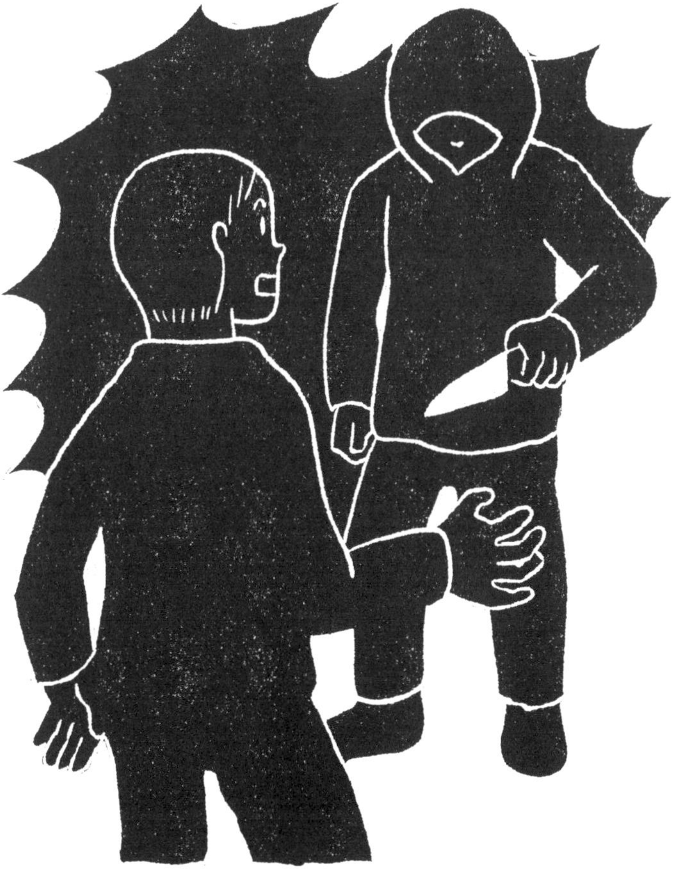

令人恐懼的持刀行凶

發生在日本的暴力犯罪中，大多都是以刀械作為凶器。因此，各位應該要先瞭解在面對刀械襲擊時的應對方法。

刀械是好入手、殺傷力高的凶器

為什麼刀械經常被拿來當作凶器呢?容易取得是主要的原因之一。一說到凶器，許多人通常都會想到槍械。還好日本明文規定在未經許可的情況下，禁止持有槍枝(這點台灣也相同)，而且也不好入手。因此，很少人會拿著槍械來進行犯罪行為。

相反地，刀械中經常拿來當作凶器的料理刀，正如其名，是每個家庭都會用到的用具;且在五金行、超市等地方都能以低廉的價格買到。此外，購買時不僅不用證明身分或出示證照，當然也不必判定精神狀態。也就是說，任何人都可以輕鬆購入，在購買時也幾乎不會被他人所懷疑。因此，暴徒在思考要用什麼武器來殺人或脅迫他人時，會選擇刀械就不奇怪了。

在日本，大部分的刀械都是製造來當作生活或工作上使用的用具，並不是拿來作為武器攻擊他人的。刀械是生活中不可或缺的物品，對於喜歡露營等戶外活動的人來說，甚至還是珍愛的工具之一。刀械因為擁有者的想法而成為凶惡的武器，這實在是件令人感到遺憾的事情。可悲的是，作為殺人或是脅迫他人的凶器，刀械可說是相當「優秀」的

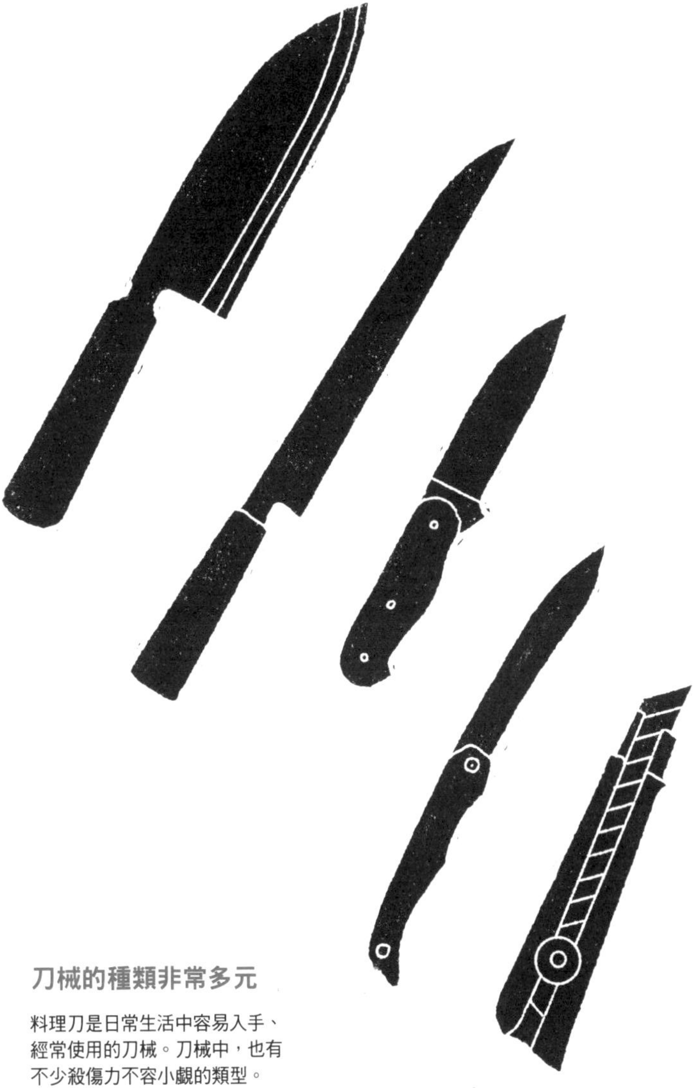

刀械的種類非常多元

料理刀是日常生活中容易入手、經常使用的刀械。刀械中，也有不少殺傷力不容小覷的類型。

工具。以下列舉幾個刀械的特點：

首先不得不提的是「便於攜帶」。在日本，根據《銃砲刀劍類所持等取締法》，在沒有正當理由的情況下，不得攜帶刀身超過六公分的刀械。即便是小於六公分，也會因為《輕犯罪法》而成為管制的對象。不過，尺寸小、重量輕的刀械可以隨身攜帶不被他人發現，如果是折疊刀，甚至還可以藏在口袋裡。殺傷力高也是刀械的特點之一。除了作戰用的搏鬥刀外，刀刃較厚的出刃刀和鋒利的柳刃刀都具有極高的殺傷力。即便是刀刃較薄的多用途刀，只要刺入頸部等要害部位，要殺害或是傷害他人也不是件難事，就連缺乏力氣的人也可以使用。

刀械還有一個恐怖的特點在於使用時不會發出聲音。若是像槍一樣在使用時會發出聲音的話，那麼附近的人很容易就能察覺到危險，並迅速保持距離。相反地，不會發出聲音的刀械會讓人難以察覺身旁有人遭刺傷或割傷，很可能會導致犧牲者不斷增加。許多不習慣操作刀械的暴徒會自己做出顯眼的動作，但如果是熟悉刀械使用方式、企圖進行大規模謀殺的暴徒，就會把刀子拿在他人看不見的地方，並在移動過程中以不被周圍察覺的極小動作一一攻擊要害。如此就可能在短時間內殺死好幾十個人。

刀械作為凶器的特點

- 不會發出聲音，周圍的人難以察覺
- 殺傷力高
- 容易購得
- 容易攜帶
- 不易損壞

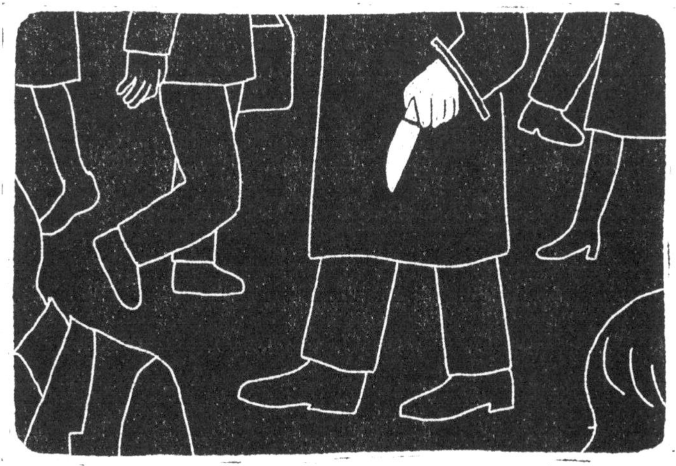

刀械是既方便，又優秀的凶器

刀械是生活中不可或缺的工具，但如果持有的人懷有惡意，
就會變成相當可怕的傷害性武器。

暴徒的目的

搶劫

計畫進行搶劫的人經常會選擇刀械，但如果目的只是錢，例如：搶劫便利商店或是搶劫路人時，刀械則大多用來「威脅」，而不是傷害他人。這時若是判斷對方並不是以傷害為目的，最好不要草率地反擊，而是乾脆地給錢會比較安全。

不過，如果是闖入家裡、具有暴力行為等金錢以外的目的，那受害人的處境就會非常危險。闖入者可能會用刀械傷害人，或是因為被看到臉而選擇殺人滅口。

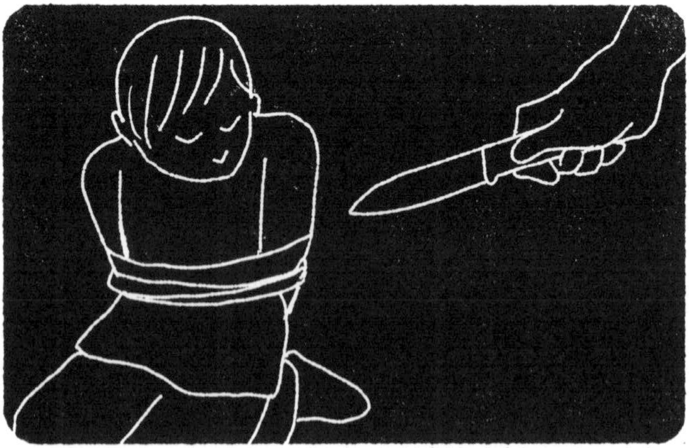

威脅的工具

在搶劫事件中，刀械通常都是當作威脅的工具。不過，也有一些情況是暴徒從一開始就打算傷害人。

跟蹤

因為單方面的好感或愛意而尾隨對方，讓人感到十分不安，這已是一種犯罪行為。受害者大多都是女性，加害者大部分是交往的對象，不過也有一些情況是熟人、朋友、同事、配偶，甚至是素不相識的人。從二〇一三年到二〇一九年，警方每年收到超過兩萬件的跟蹤案件諮詢。

僅僅是跟蹤行為就足以讓受害者感到不安了，尤其是由愛生恨時，還可能演變成拿刀威脅、傷害、殺害等行為。到目前為止，已經發生過好幾起跟蹤犯的殺人事件了。

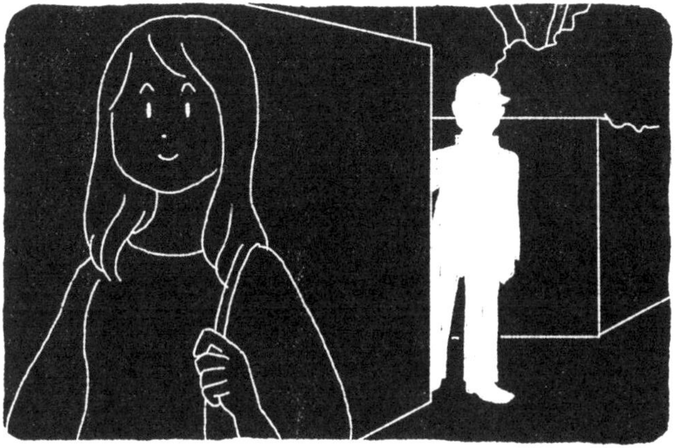

精神狀態不正常的人相當危險

會做出跟蹤行為的，有許多都是精神狀態異常的人。
當這些人手持刀械時，就會進入非常危險的狀態。

無差別殺人

對自身處境感到不滿的人、對社會感到憤怒的人、希望以接受死刑來代替無法自殺的人，或是從殺人中獲得快感的人等，以非特定多數人為對象進行傷害的情況時有所聞。所謂的「隨機殺人」也屬於這一類。在日本，這種犯罪行為最常使用的凶器就是刀械。

最為著名的案件是二〇〇八年發生在秋葉原的隨機殺人事件。暴徒因為在網路上留言與人發生爭執而決定犯罪。他在留言板上發出預告後，便開著兩噸的卡車無視紅燈，衝進熙來攘往的秋葉原十字路口，並撞上五名行人。暴徒下車後，用刀子刺向以為是交通事故而前來救助的行人和警察，共十二人。最後警察成功制伏暴徒，但有七人在這場悲劇中喪生。據悉，儘管暴徒的犯罪行為既幼稚又拙劣，不過他是在參考過去的凶殺事件、做好周密的準備後：租車、購買匕首等殺傷力高的刀械才犯案的。可以說，這是向世人展示用刀械行凶是多麼恐怖的事件。

這類犯罪行為的可怕之處在於「無法預測」。任何經過的路上，或是百貨公司中都可能發生。這些暴徒往往都會襲擊比自己還弱小的人，其中還有人將犯罪場所選在幼稚園

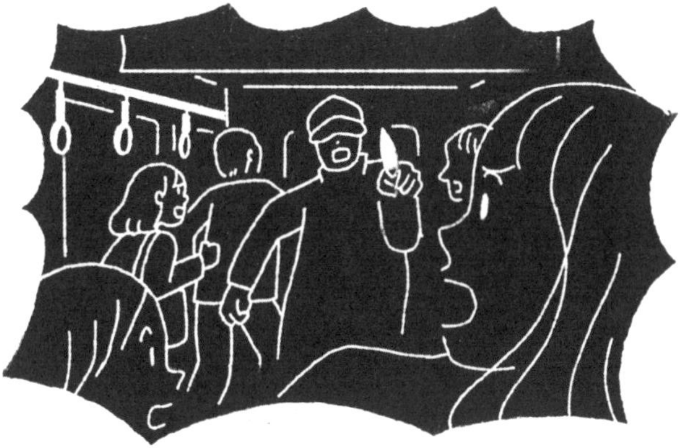

不知道會在哪裡發生的無差別殺人

無差別殺人的可怕之處在於，無法預測在哪裡、將誰當作目標行凶，
每個人都可能成為暴徒的目標。

或小學。在二〇〇一年發生的附屬池田小學事件，暴徒出於對社會的怨恨，闖入毫無關係的小學，手持利刃攻擊兒童，造成八人死亡、十五人受傷。

近年來，也有愈來愈多的暴徒選擇在行駛中，無處可逃的火車或捷運車廂內行凶。大眾對於確保車內安全的呼聲愈來愈高。然而，如果加害者是單獨一個人，那是很難預測他會在何時、何地進行犯罪行為的。

此外，還有以殺害或傷害為目的，闖入或偷偷潛入住宅的例子。這種情況很難從住宅外面發現，被害者的狀況通常都會更加嚴重。

因怨恨殺害、傷害他人

在日本，造成凶殺案的原因最常見的是憤怒，也就是在情緒失控下造成的悲劇，其次是怨恨。導致怨恨的因素很多，像是：金錢、男女關係以及鄰里糾紛等。小小的怨恨如果沒有得到解決，就可能發展成找對方麻煩或是誹謗對方的事態。怨恨進一步加深的話，甚至會演變成凶殺案。

要躲開由怨恨引起的攻擊事件並不容易，畢竟受害者就是暴徒的攻擊目標，只能事先察覺並進行防禦。不過也有很多情況是對方單方面愈想愈怨恨，受害者無法得知對方想法的情況，這當然也就沒辦法預測了。

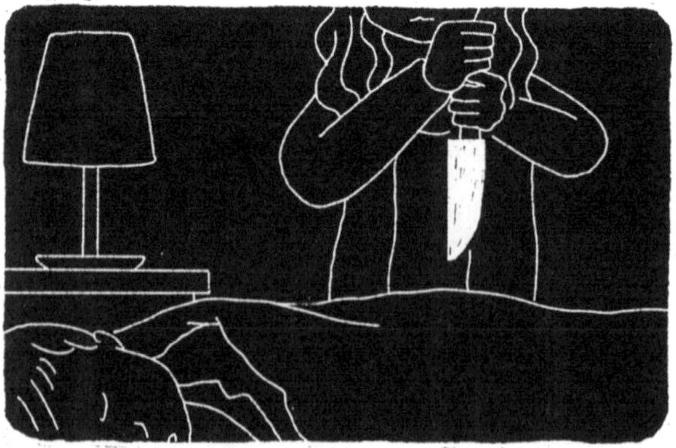

怨恨和憎恨是主要的原因

人的恨意是相當可怕的，當事人可能沒當一回事，但對方的心中已經充滿怨恨。這種因為怨恨而形成壓力有時會演變成凶殺事件。

恐怖攻擊

說到恐怖攻擊各位腦海中聯想到的應該是炸彈。的確，恐怖攻擊經常會使用可以同時殺死很多人的炸彈，但刀械也是可能的凶器之一。

令人尤其感到害怕的是「汽車攻擊」。暴徒開車衝進人群，下車後拿著刀械不分青紅皂白地進行大規模的殺戮。

如果暴徒是受過刀術訓練的人，就可以在街道上隱蔽地拿著刀接近目標，在周圍的人尚未發現的情況下悄悄地殺掉目標。如此一來，受害者的人數可能會與炸彈攻擊一樣多，甚至更多。

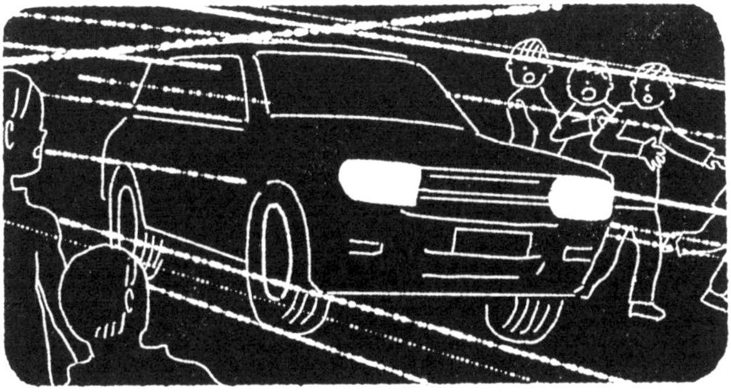

恐怖的汽車攻擊

汽車攻擊的可怕之處在於難以預測會在何時、何地發生。
而且是不用做任何準備就能直接進行的恐怖行動。

整理身邊可能出現的危險

試著寫出可以想像得到的危險

為了保護自己和家人免於成為刀械犯罪下的受害者，首先要做的是：盡可能具體地想像並整理生活周遭可能會出現的危險。

先試著從住家、住家到公司或是學校的路上、回家的路上等地點開始，將生活中想像得到的各種危險全都寫下來。以住家為例，可以想到的搶劫、闖空門；上下班或上下學途中是可能會遇到小偷、變態、隨機殺人魔等，如此一來就能清楚地知道自己的日常生活中潛藏著哪些危險。

接著，對寫下來的危險進行分類，分類的標準為「真的遇到時的危險程度，以及發生機率高低」。整理出危險程度與發生機率會比較容易做出對策。一般來說，危險度愈高的犯罪行為發生的機率愈低。但如果有想到危險度高且發生的機率也很高的犯罪行為，那就更要優先設想好應對此危險的對策。

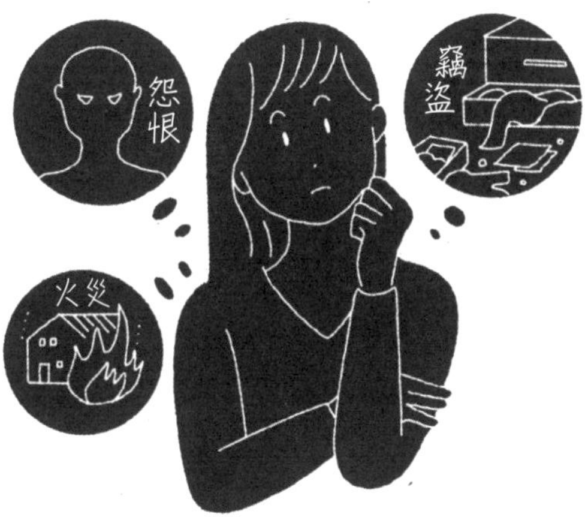

生活周邊有哪些危險？

將想到的危險全部寫下來，管理身邊可能發生的危險
從而瞭解自己和家人面臨著什麼樣的危險。

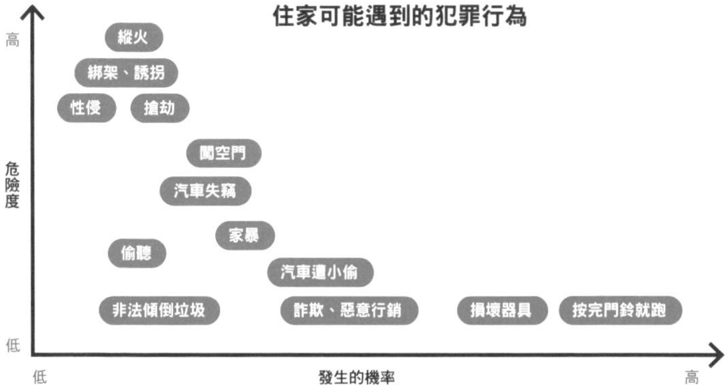

整理危險

將想到的危險以發生機率高低、危險程度高低來分類。如此一來就能清楚知道有哪些是必須優先設想好對策的危險。上方是日本防衛研討會的人員所提出的住宅危險類型，其危險程度和發生機率會因人而異。

自製犯罪地圖

自製犯罪地圖的目的和用法

犯罪地圖可以讓我們清楚地知道身邊有著什麼樣的危險。犯罪地圖的繪製方法是在畫有住宅、公司、學校等日常生活圈的地圖上，標示出哪裡可能有什麼樣的危險，以及應對時所需要的物品等。要記錄什麼樣的訊息請參考後續的內容。

藉由地圖將危險可視化，能明確得知遭遇犯罪行為時，應該如何採取行動。危險的種類和發生機率在白天和晚上會有所不同，因此也可以按照時段來製作多張地圖。

另外，全家人中的每個人都要製作地圖並與其他人分享。在相互瞭解對方可能面臨的犯罪事件後，當危險真的出現時便會更容易察覺出來。此外，住宅可能會因為火災、地震等原因而無法進入，建議最好事先就決定好住宅以外的集合地點。如此一來，即便因為意外災害而無法聯繫對方時，家人之間也不會失聯。

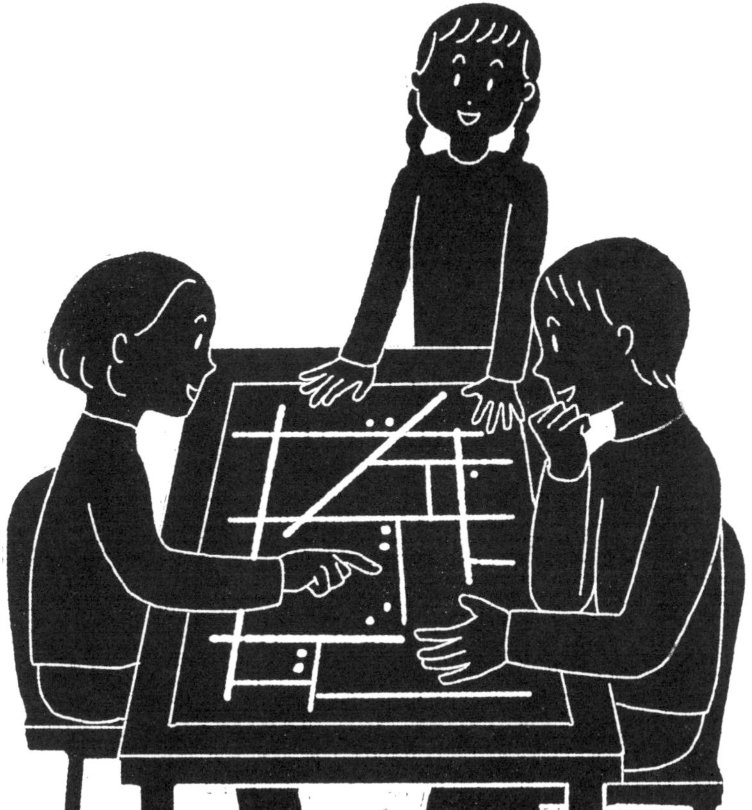

全家人一起繪製犯罪地圖，共享應對方式

如果有家人的話，那麼所有人都應該各自繪製一張自己的犯罪地圖。
且全家人必須一起共享，並決定發生緊急情況時的集合地點。

標註危險

繪製的犯罪地圖上要標出可能會遇到犯罪行為的地方。例如，燈光昏暗的街道，或是與此相反，人來人往的熱鬧街道等。接著，再假設自己是暴徒，思考如果要犯罪的話，會選擇在哪裡動手，將所有可能遇險的地方都標示出來。一般都會想到容易遭人拖入的大樓間昏暗窄道、沒有人的停車場、廢棄的房屋、灌木叢、視野不好的道路等地點。建議走路時繞過這些地方或是選擇走相反的方向。

也可以上網查看日本各都道府縣警察所製作的「官方犯罪地圖」，上面會記錄著過去在該地區曾經發生過什麼樣的犯罪事件。只要瞭解到附近地區的犯案類型，就能更順利地預防和應對。

還要先確定好緊急情況下的逃生地點。記住警察局、醫院、二十四小時營業的便利商店，以及晚上經常開著燈、似乎有人醒著的房子的所在位置。同時也必須盡可能地想像、模擬實際遭遇危險時，要往哪個方向逃、要怎麼跑。

製作犯罪地圖的重點

- ▶ **寫出住宅、公司，以及這段路上可能會遭遇的危險**
- ▶ **與家人共享地圖**
- ▶ **事先記住可以躲藏的地點**
- ▶ **也要掌握因時間段變化而出現的危險**
- ▶ **查看官方犯罪地圖瞭解該地區曾經發生的犯罪事件**

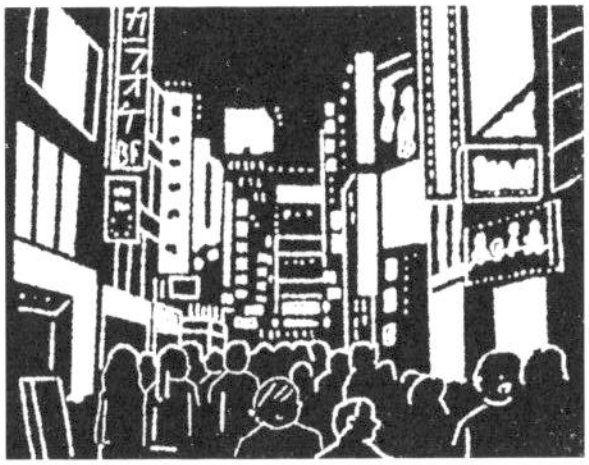

熱鬧的街道

人多的時候經常發生事件，有可能會被捲入其中。

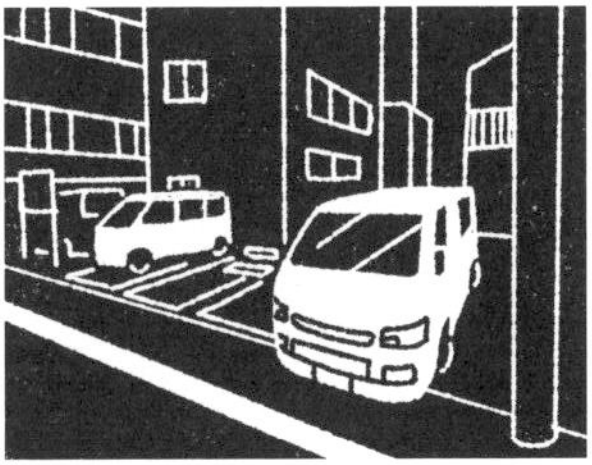

沒有人的停車場

有許多死角的大型停車場不會有太多人駐足，要多加留意。

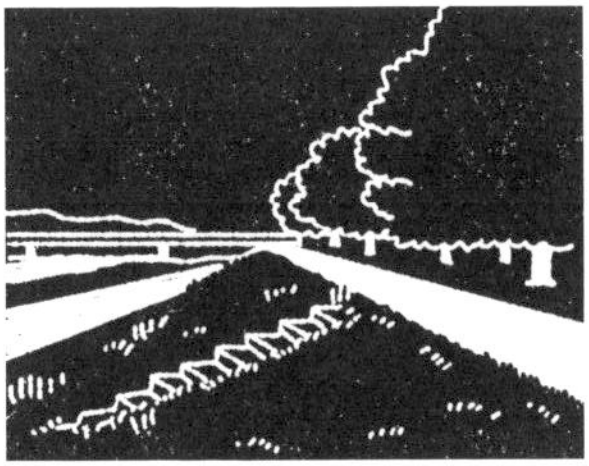

河堤底下的視野不好

就算河堤上的道路有路燈，但只要路線稍微往下偏離，環境就會變得昏暗。

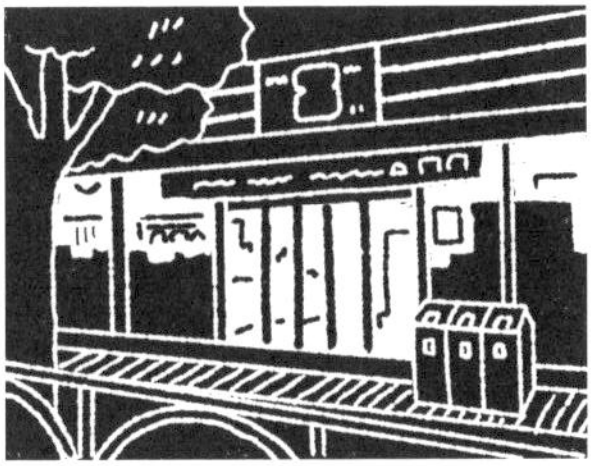

夜間營業的商店

要事先記住在晚上可以跑進去求助的地方。

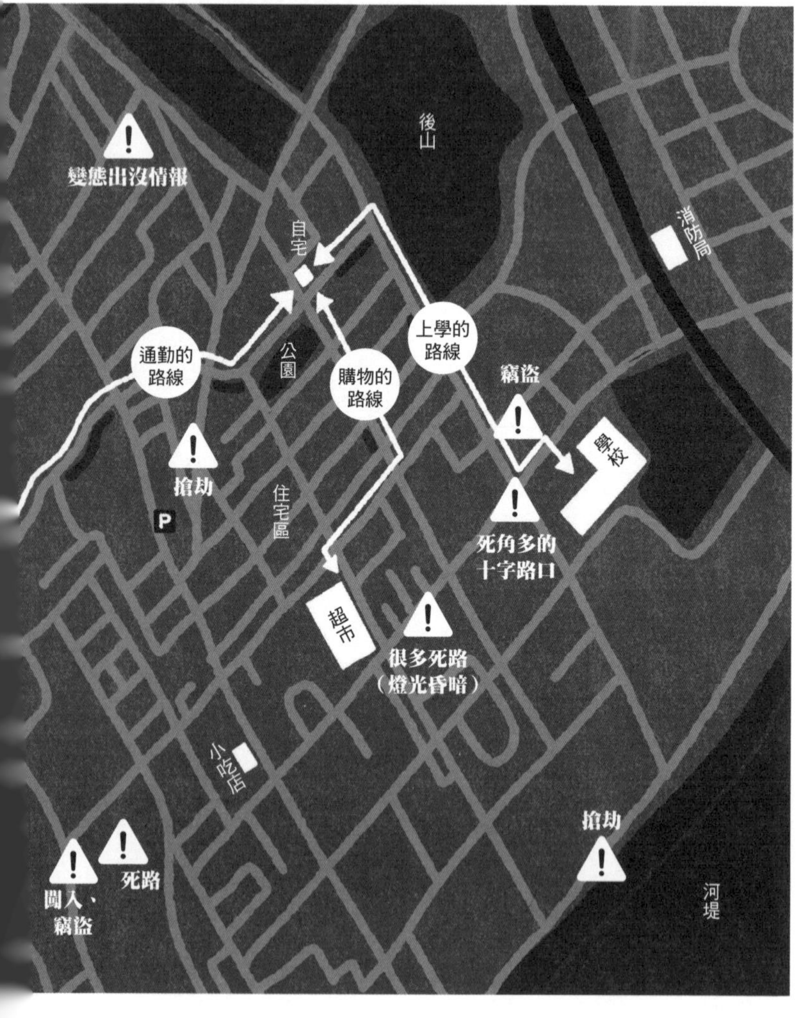
變態出沒情報
後山
自宅
消防局
通勤的路線
公園
上學的路線
購物的路線
竊盜
學校
搶劫
住宅區
死角多的十字路口
超市
很多死路（燈光昏暗）
小吃店
搶劫
死路
闖入、竊盜
河堤

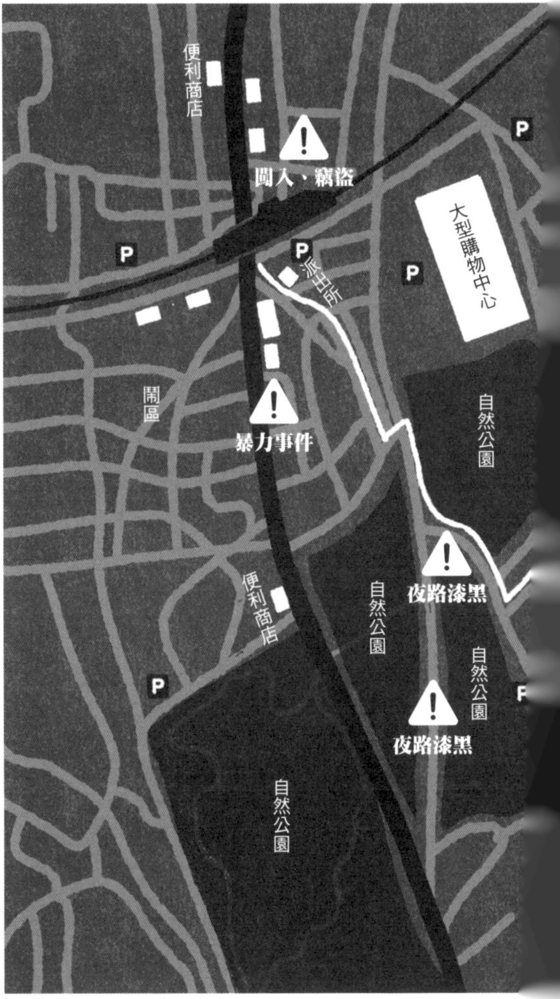

整理日常生活會經過的路線

記錄每天經過的路線上可能遭遇危險的場所、避難處，以及求助地點等，這將有助於預防遇到危險，並在緊急情況下做出應對。

危機管理的基本原則

不要**單獨**前往危險的地方或面對危險的情況

以下介紹一些基本原則來幫助各位防患未然，避免遇到犯罪事件。首先第一點相信大家都知道，應該要盡量避免單獨在可能發生事件的地方行動。獨自一人有很高的機率會成為搶劫或施暴等犯罪行為的對象；且真的發生時，很難單憑一己之力來應對。以美國為例，為了確保孩子的安全，上下學幾乎都是由校車或家長接送，很少會允許孩子自己一人走路去學校。

單獨行動時要注意前後左右所有方向。避免遭遇犯罪事件的基本原則是「心態」和「做好準備」，平時就要養成全方位警戒的習慣。走路時要拿著手機，多加留意接近的人或車輛，一察覺到危險就立即報警。因為會難以察覺即將面臨的危險，絕對不可以沉迷於滑手機，或是戴著耳機走路。即便是昨天沒發生事情的街道，也不能保證今天是安全的。

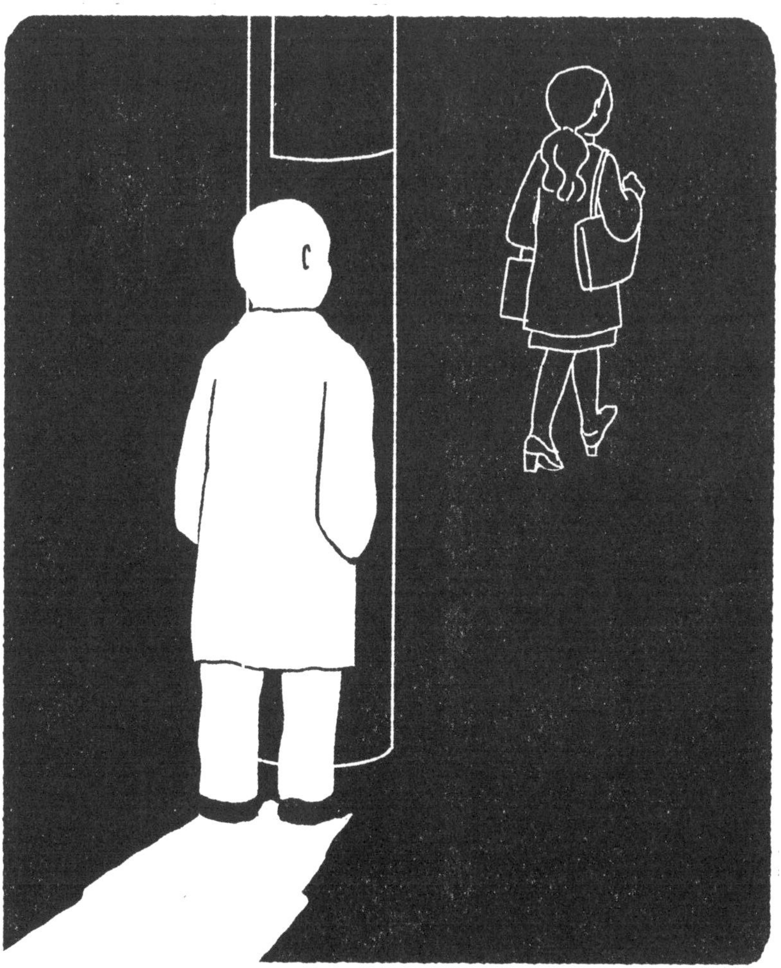

不要製造讓對方能輕易下手的情況

單獨一人很容易成為搶劫、施暴等犯罪行為的目標。
如果擔心遭到跟蹤，應盡量避免獨自一人。

遠離危險的地方

保護自己避免遭遇犯罪事件的第二個基本原則是：盡量遠離可能的威脅，例如，杳無人煙、感覺很危險的地方，或是好像會發生事件的熱鬧街道。處在這類地方時，只要覺得有一點點危險就應該立即離開。

單憑直覺就能理解的危險信號有：喊叫聲、爆炸聲、人逃跑的樣子等。在發現這些信號時，絕對不能因為覺得有趣就跑去湊熱鬧。有些人可能會想說要去幫助受傷的人，但只要有持刀犯罪或是爆炸的危險，就不應該靠近。如果是恐怖攻擊所引起的爆炸，第一次的爆炸可能是用來聚集人群的，從而擴大第二次爆炸的受害程度。

此外，在火車或捷運內看到行為怪異的人或是大吼大叫的人，要謹慎地下車或移動到其他車廂。開車時遇到蛇行駕駛或是惡意逼車，千萬不要靠近。與自己無關的人在爭吵也不要去旁觀。與威脅保持距離是確保安全最簡單、最有效的方法。

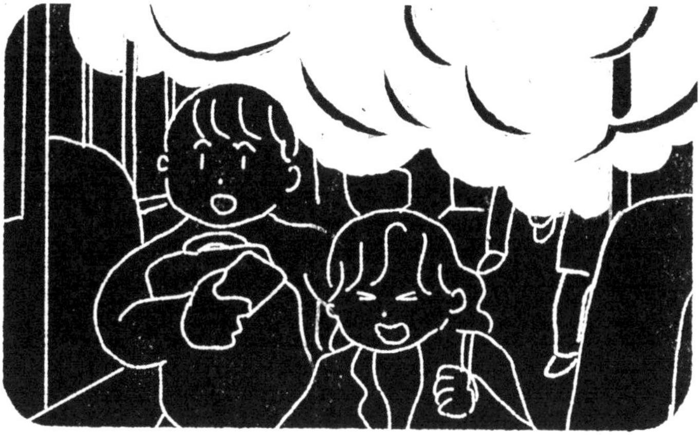

迅速與威脅保持距離

躲避危機的最佳辦法是：感覺到危險時，盡快與該處所保持距離，不要因為好奇心使然而試圖接近。

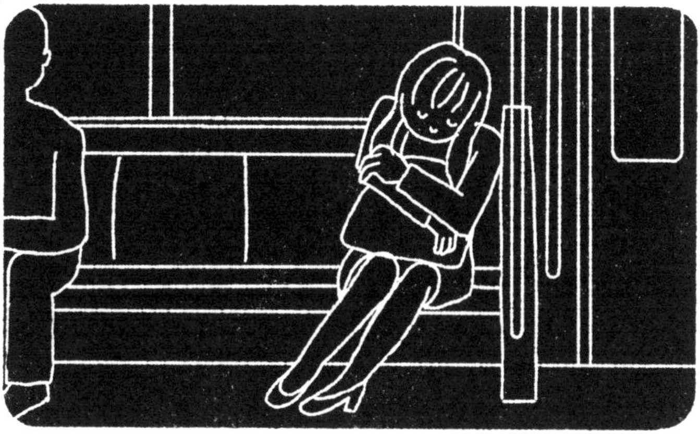

打從一開始就不要做出可能遇險的行為

相較於男性，女性獨自一人在火車或捷運上睡覺會引來更多的危險。從遠離危險這方面來說，必須避免做出這種行為。

敏銳察覺不協調的地方

為了盡早發現身邊悄悄靠近的危險，希望大家建立起一種名為「基準線」的概念。所謂的基準線，就是形成日常生活的基本狀態。舉例來說，常常看到的車子、每天早上掃地的叔叔，或是經常聽到的電視聲、經過時會聞到的餐廳味道等。只要從生活觀察、記憶基準線，也就是平常會出現的人、事、物、聽到的聲音、聞到的味道，以及發生的事情，就能迅速發現可能成為犯罪預兆的不協調感。

在發現擾亂基準線的事情時，也就是說發覺平常應該有的事物卻沒有出現，或是出現平常沒有的事物，要能直覺地懷疑是不是有哪裡出問題了。例如，在回家的路上看到一輛平時沒看過的廂型車停在路旁，各位會有什麼反應呢？若是確實掌握了基準線就會預想說，從車子旁邊經過時可能會有人打開滑動門，把自己拉進車內。相反地，如果生活時沒有留意基準線的話，就無法察覺到這種危險。危機管理最重要的部分是「不要錯過擾亂基準線的波紋（不協調感）」。為此，平時就要努力掌握基準線。

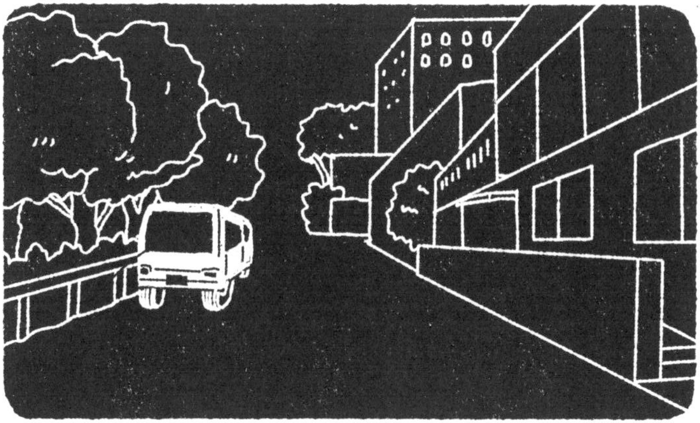

注意與平時不同的事物

往常總是空無一物的地方突然停了一輛車，這很可能就是某種危險信號。
如果平時有在留意基準線，就會更容易察覺到這種不協調感。

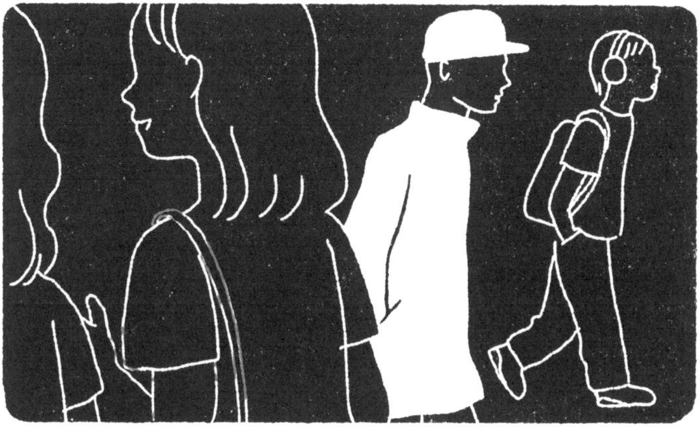

在街道上注意那些不協調的人

炎熱的夏天卻還穿著外套，外套裡很可能藏有凶器。
此外，也不要忽視那些眼神、舉止怪異的人。

制定規則

也可以自行制定剛才所介紹的基準線，這有助於避免遭遇犯罪事件。例如，玄關的鞋子必須按照相同的順序擺放整齊、玄關的腳踏墊要如何擺放、桌上的文件、書本要整齊地放在角落等，制定好規則後就會成為基準線。如此一來，當回到家中發現鞋子、玄關腳踏墊或是文件散亂一地等，基準線遭到破壞的情況時，就能馬上注意到可能有人闖入或是遭小偷了。

另外，事先設置陷阱也是發現入侵者的一種方法。例如，將花瓶放在打開門就會碰到並需要移動的地方，這樣當有人闖入時就能馬上得知。或是在玄關的正中間擺放障礙物，當有可疑的足跡留下時，就能得知有人經過那裡了。

也要與家人或同居人共享這些規則和陷阱。在決定好玄關腳踏墊的位置後，偶爾可以故意挪動一下，看看家人是否會注意到。

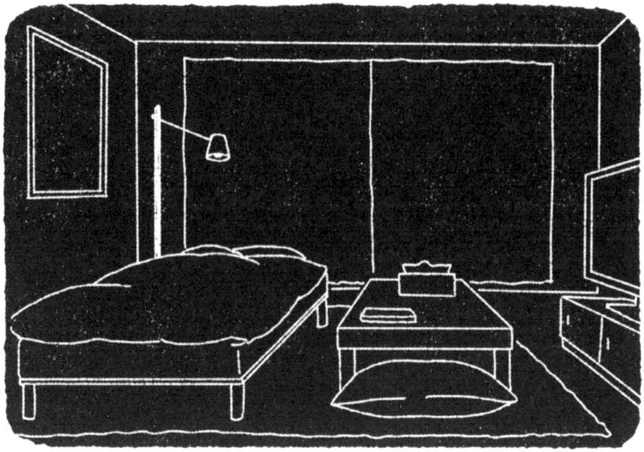

回家時要注意不協調的地方

回家後如果發現有什麼不尋常的地方，也就是有打亂基準線的事物時，首先要做的是報警而不是直接進入家裡。

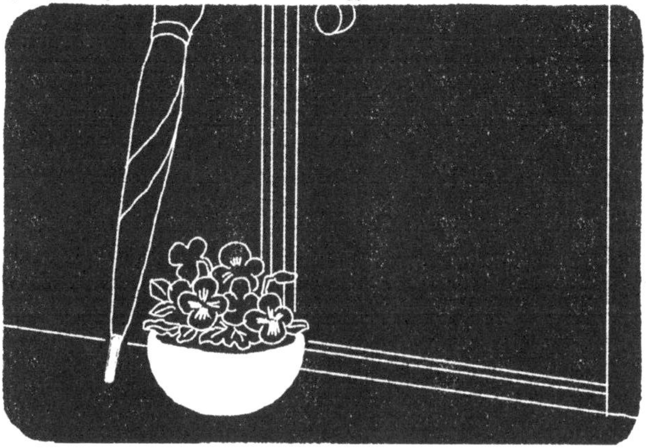

設置陷阱，提醒自己有人闖入

把花盆放在開門時會輕微碰到位置。當有人開門闖入家裡，導致花盆移位時，就能提醒自己家裡有危險的人。

特定情況下會遇到的危險

情況01　住宅（獨棟透天）

在住家中可能遭遇各種犯罪事件，例如闖空門、搶劫、施暴、凶殺等。如果是女性，還可能遇到跟蹤狂入侵。無論自己在不在家裡，在採取避免外人闖入的對策時，最大的前提是要確保門窗有鎖好。

首先要討論的是鑰匙的種類。鑰匙呈鋸齒狀的鎖筒鑰匙在防盜方面效果不佳，應該要換成防盜性更高的點波鎖，或是安裝輔助鎖。目前已經得知在看到一扇裝有兩種鎖的門時，闖空門的人會因為解鎖太花時間而放棄，防盜效果相當顯著。

此外，必須注意的是，在知道寫在原廠鑰匙上的序號後，即便沒有鑰匙，也可以複製出備用鑰匙，因為鑰匙的序號只會寫在原廠的鑰匙上。我們可以將原廠鑰匙放在家裡，平時使用另外打的備用鑰匙，以免被人看到原廠的鑰匙序號。如果讓暴徒複製出鑰匙，當家裡沒有人時他們就會偽裝成住戶闖入屋內。

不要將門設置在死角

如果將大門安裝在看不清周圍環境的偏僻位置，小偷就能更輕易地行竊。所以要避免將大門設在死角處。

貼上安全防護膜

小偷等暴徒入侵時，大多會打破玻璃窗。尤其是門窗鎖的周邊，一定要先貼上防止玻璃被打破的安全防護膜。

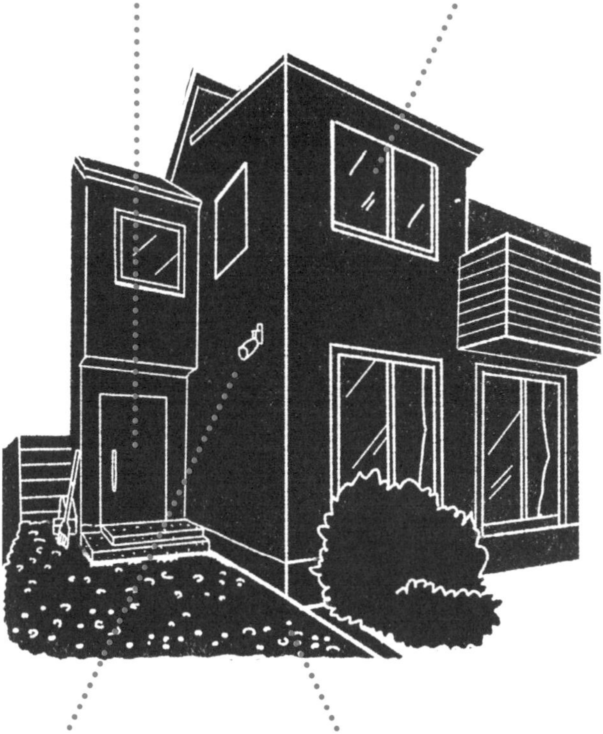

安裝監視器

用監視器來拍攝難以看到的地方，在防盜上效果顯著。如果搭配能感知動作的感應燈，效果更佳。

在周圍鋪上碎石

踩踏碎石會發出聲音，將碎石鋪在房子周圍後，透過聲音就能得知有外人入侵。市面上也會販售能發出更大聲音的防盜碎石。

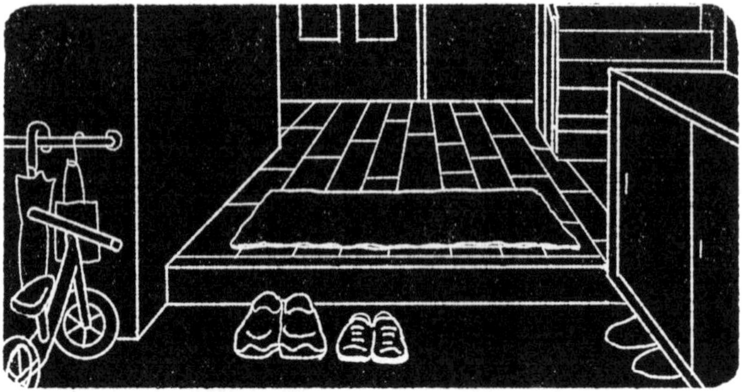

整理乾淨有助於察覺到異常

只要平時養成整理的習慣，例如玄關腳踏墊擺正、鞋子一雙雙地擺好，
有異樣時就能馬上察覺到。

也有一些例子是暴徒沒有鑰匙，但卻仍然成功入侵。他們可能是趁住戶暫時出門丟垃圾的空檔潛入房子中的，等住戶出門後再慢慢翻找室內，進行偷竊。因此，哪怕只是出門一下下也要鎖上門，以免遇到這種情況。

也有一種犯罪手段是住戶回家打開門後，暴徒尾隨進入房內並進行威脅，所以在開鎖前要仔細確認附近是否有可疑人物。也可以先在路上準備好鑰匙，一到家門口就馬上開門進入，一氣呵成地關門、鎖門。而且拿著鑰匙走路，當遇到緊急情況時也可以拿來當作攻擊的武器。

以獨棟透天為例，窗戶是暴徒經常用來入侵的途徑。撇除不鎖窗戶就出門的行為，即

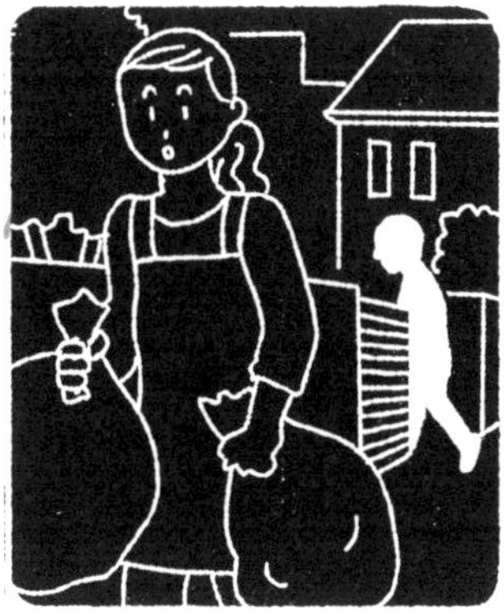

哪怕只是一下下也要上鎖

即便只是出門倒一下垃圾，也一定要鎖門，避免房子遭到入侵。

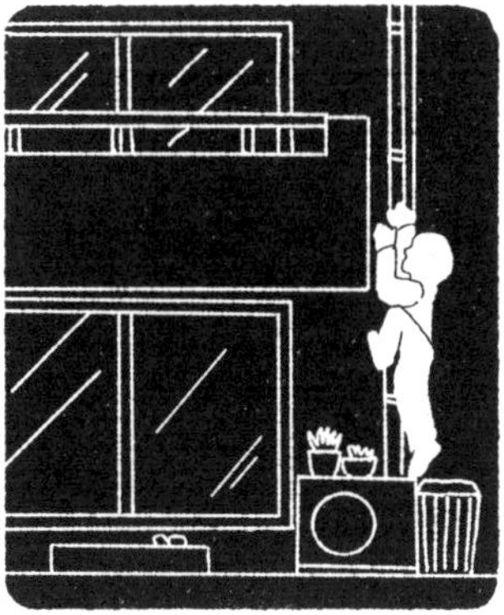

不要擺放幫助暴徒入侵的物品

注意冷氣室外機和垃圾桶等的位置，避免成為入侵者的踏板。

便上了鎖，如果用的是一般的月牙鎖，只要在窗戶鑽洞或是打破窗戶就能馬上打開了。所以最好再裝一個輔助鎖，以防止遇到這種情況。若是從外面就看到窗戶附帶輔助鎖，還能提高小偷放棄的可能性。

為了讓暴徒不要靠近房子周圍，安裝防盜感應燈和監視器可以發揮很好的效果。防盜感應燈設有感應裝置，能感應動作並亮燈，具有告知住戶有人闖入，還能同時威嚇暴徒。此外，監視器所錄下的內容在之後的搜查中也能成為重要的證據，是極其有效的犯罪威懾手段。

情況02 住宅（公寓）

公寓的防盜對策和獨棟透天一樣，基本中的基本就是鎖好門窗。就算用的是自動上鎖的門鎖，也不能太過大意，畢竟犯案者還是有其他的方法可以入侵公寓，例如：與其他住戶一起進入等。

窗戶也必須安裝輔助鎖。即便是住在高樓層，若暴徒也住在同一棟樓，也可能會從陽台闖入，得多加注意。此外，人在家時不上鎖也非常危險。迄今為止已發生過多起暴徒在夏夜時從敞開的窗戶闖入，性侵就寢中的女性的案件。同時也要注意靠蠻力強行進入的強盜，他們的入侵手段相當多元，例如：偽裝成快遞、瓦斯業者、自來水檢查人員、剛搬來過來打招呼的鄰居等。只要一打開門，他們就會強行進入室內。要預防這種情況就不要輕易開門，可事先掛上防盜門鍊，或是透過對講機來應對。在收取包裹時，則可以利用包裹箱或要求對方放在指定的位置，也可以提前指定送貨日前和時間。

其他要注意的是：不要與陌生人一起乘坐電梯、不在晚上乘坐電梯。如果有陌生人走進電梯，這時就要移動到警鈴附近，並靠牆站立。也可以假裝接電話走出電梯，既不會

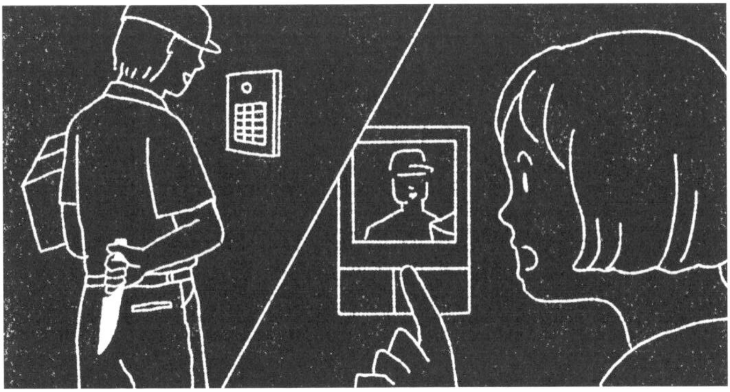

切勿在沒有留意的情況下開門

在尚未確認外面情況時，千萬不可以開門。可以問對方是哪家業者送的包裹，以此來觀察對方的反應。只要覺得有點可疑，就不要開門。

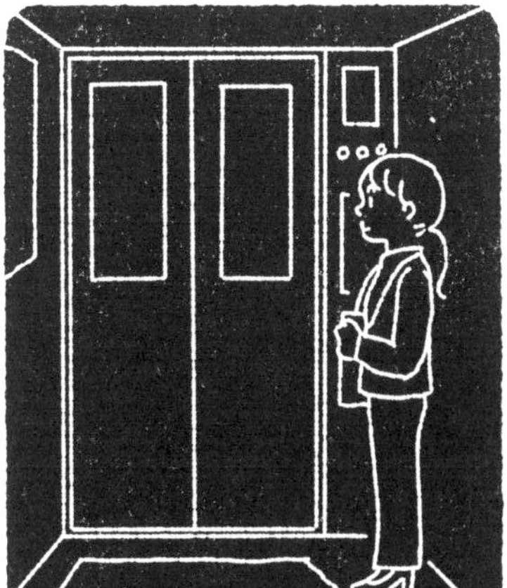

不要與陌生人一起搭乘電梯

不要在封閉的電梯中與陌生人獨處。

讓對方感到不快，也能快速脫離現場。當陌生人與自己在同一層樓走出電梯時，不要比對方先進屋。如果對方是歹徒的話，先進屋就會讓他知道自己是住在哪一間房間了；而且在開門時，對方很可能會跟著強行進入房間內。

情況03 路上

在路上可能會遇到的犯罪行為多到難以計算，在人群多到數不清的街道上，隨時都可能發生暴力事件。在都市的街道上遇到爭吵、打架的情況並不稀奇。如果有人持有刀械，也許還會演變成凶殺事件也說不定。這時最佳的應對方法就如之前所說的──與危險保持距離，這樣就能避免捲入犯罪事件。例如：不要靠近喝醉酒、看起來會纏著他人的醉漢、威脅逼迫他人的人、行為惡劣的團體等。即便是和自己毫無關係的爭吵，也可能會被拖下水，所以千萬別去湊熱鬧。

在能夠想像得到的犯罪行為中，最可怕的莫過於拿著刀械隨意刺向他人的無差別殺人事件了。對加害者來說，行凶的目標是走在街道上的所有人；因此，自己會成為目標也就不奇怪了。這類型的加害者大多會選擇比自己弱小的對象，也就是說，大多會針對女性、老人和小孩來犯案。因此，認為自己是容易成為目標的人要格外小心，時時刻刻注意周圍是否有可疑的人，一旦感受到危險就要毫不猶豫的通知身旁的人。當然，也要隨身攜帶蜂鳴器、不要戴著耳機走路。此外，在等待綠燈時，不要站在靠近馬路的地方，

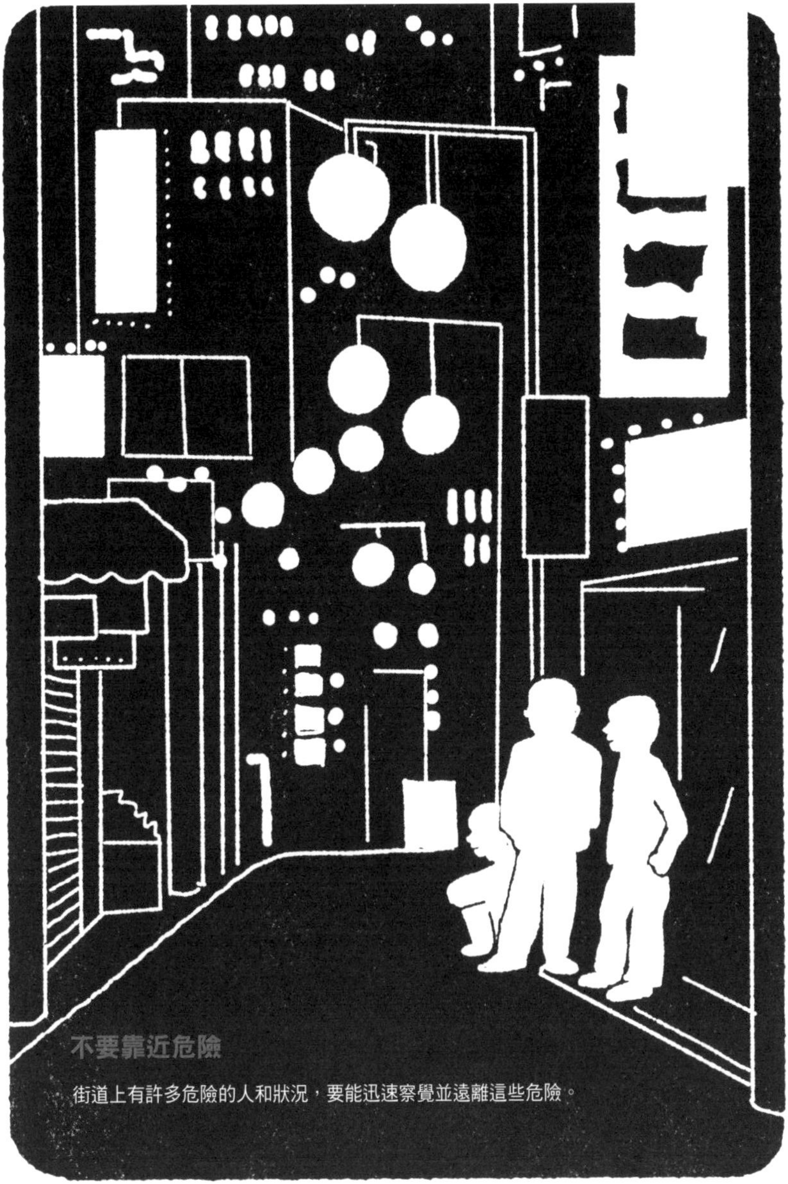

不要靠近危險

街道上有許多危險的人和狀況，要能迅速察覺並遠離這些危險。

這與刀械犯罪無關，而是有可能被失控的車輛衝撞到。

接著要介紹的是在人流沒那麼多的道路上，例如：從車站到住家的路上等，會遇到的危險。在這些道路上可能會遇到的犯罪行為有恐嚇、誘拐、施暴等。請務必將想到的危險整理成預防遇險的地圖，並妥善利用。

首先要注意的是很難被人看見的「死角地帶」。即便是在光線明亮的市區街道上，也有許多死角，例如：大樓跟大樓之間的暗道、大樓的逃生梯或是停車場等。因為有可能會被暴徒拖進這些地方，最好避開或是選擇相反的方向行走。此外，在設有路燈的道路上行走時，只要稍微偏離道路，視野就會變得昏暗難以看清，所以要盡量走在最明亮的地方。

同時也要注意停下來的車輛。例如，遇到窗戶貼有防窺膜，看不到內部的車輛在未熄火的狀態下停車、只開一邊門的休旅車或是在自己前方停下的車子時，不要從那輛車的旁邊經過，應該要轉身走另一條路，或是打電話請人來接。如果真的感受到危險，可以向商家或民宅求助。

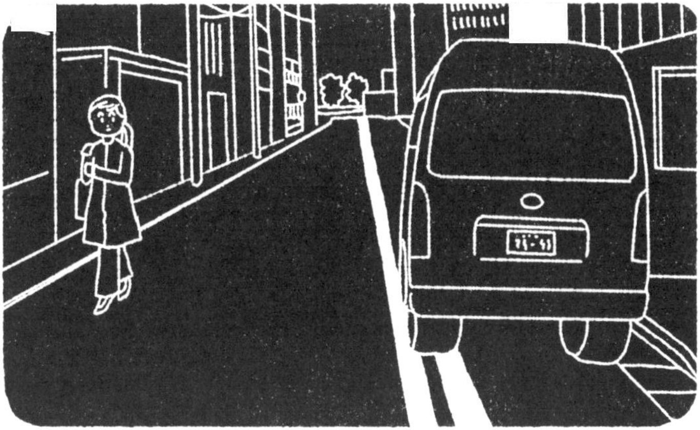

遠離可疑的車輛

有可疑的車輛停靠在一旁時，通過時要盡量離遠一點。尤其是裝有滑動門的休旅車，從旁邊經過時很容易就會被拖進車內。

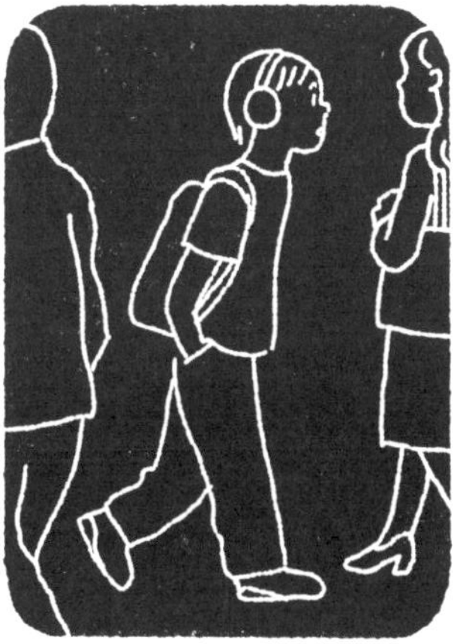

隨時掌握周圍環境

走路時不要戴著耳機，這會讓人難以掌握周圍的情況。

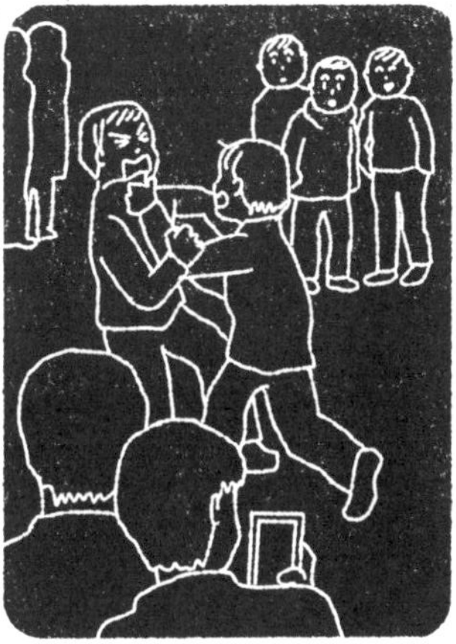

不要成為看熱鬧的群眾

他人的爭吵也可能會波及周圍的人，所以最好遠離現場。

情況04 車站、火車或捷運上

在車站內、月台、火車或捷運上也有遭遇犯罪行為的危險。由於這些地方的人流眾多，可能會難以注意到不協調的地方；不過如果是上下班或是上下學的通勤路線，平時事先掌握好基準線就能輕易察覺到可能引發事件的人或是危險的事物。

在月台等待火車或捷運時，不要站在邊緣。如果後面有可疑人士在火車或捷運進站時將你推下鐵軌，那你的人生就會迎來最後一刻。即使想要早點進入車廂找位子坐，也要避免與前面的人並排。此外，在火車或捷運進站時，一般人都會將注意力放在要入站的車子上，不會注意到自己的後方。為了避免發生無法挽回的事，建議可以站在緊急按鈕附近。

如果是女性，也要注意變態和跟蹤狂。每天在同一時間、同一地點上下車，有些人可能會對你產生單方面的好感，所以盡量不要在固定的時間和地點乘車。

此外，若是在車廂內遇到刀械犯罪也非常可怕。近年來，無差別殺人事件的發生次數愈來愈多。二〇一八年，在行駛中的高鐵內發生一起柴刀隨機殺人事件，造成一死兩輕

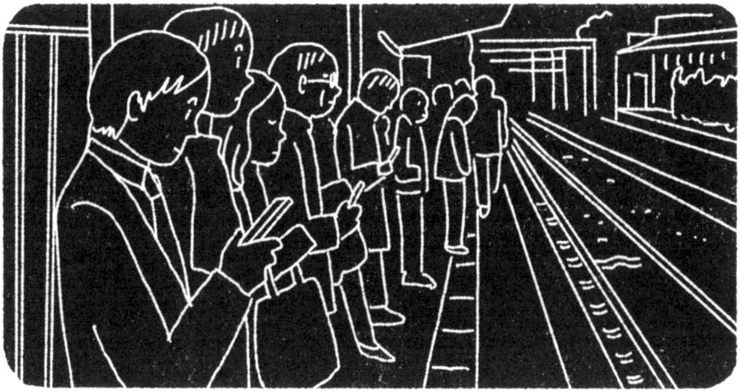

不要站在月台邊緣

站在月台的邊緣時，如果有人從後面推你一把，那你的人生就會就此結束。
若是沉迷於手機放鬆對周圍環境的警戒，那會更加危險。

重傷。二〇二一年在東京京王線內發生了一起令人震驚的事件，一位男性模仿電影《小丑》的主角揮舞刀械，並潑灑裝在保特瓶裡的油，以打火機縱火，導致十七人輕重傷。從該事件留下的影片可以看到，不知道發生什麼事情的乘客們，在無處可逃的車廂內陷入恐慌，當車子停靠後便從窗戶逃出去的畫面。

根據暴徒被捕後的口供，他為了能殺死更多人，特意選擇人潮眾多的東京電車做為犯案地點，還挑選了乘客多、停靠站少的特急電車。此外，他對於沒有殺到多少人感到遺憾，並表示想要因殺人罪而被處以死刑。

沒有什麼比一個已經自暴自棄，又有能力

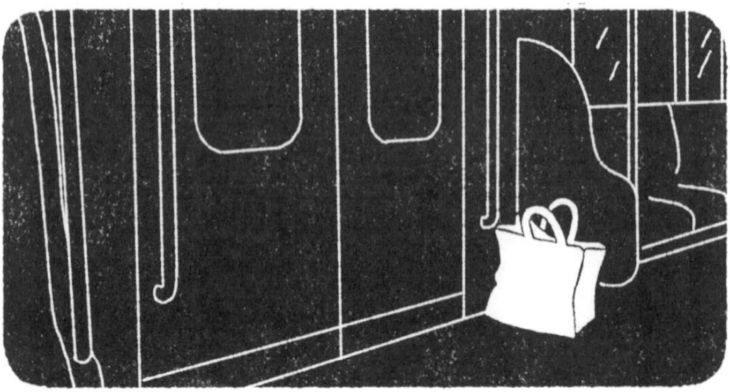

留心可疑的行李

在車廂中或是座位下發現像是他人遺落的紙袋或行李箱時，裡面就可能放有危險物品。若是看不到裡面的內容物請儘快離開現場並報警。

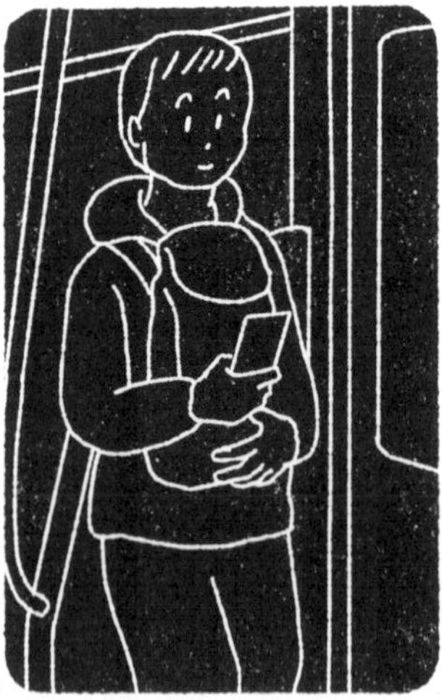

將包包抱在胸前

在車內請將保護身體的背包抱在胸前。

策畫出縝密計畫的人更加可怕了。要避免成為這類犯罪事件的犧牲者，唯一的方法就是留心觀察可疑人士。上車及車子停靠後，當人流湧入時，一定要仔細觀察周圍的人。當發現有人拿著大到不正常的行李、手放在懷裡的人，或是處於興奮狀態的人時，應立即

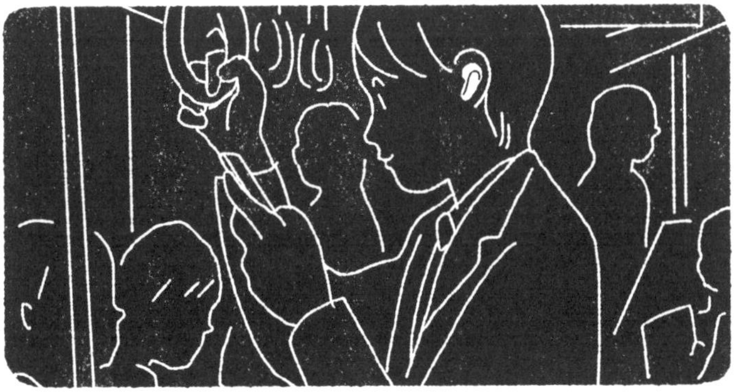

沉迷於滑手機相當危險

緊盯著手機頁面並不會知道周圍的情況。尤其是在車子停靠時，要注意是否有危險人物上車。

與他們保持距離。如果那個人拿出刀械，與其自己想辦法，還不如先大聲喊叫或是按下緊急按鈕，告知周圍的人身邊有危險。

為了在萬一發生的危險事件中迅速採取行動，平時就必須做好模擬情境。要詳細且具體的想像，要是眼前的人突然拿出刀時，該如何應處。要頻繁地確認如何才能逃到隔壁的車廂、緊急按鈕在哪裡、如果要逃到車外，要從哪個窗戶離開，以及打開窗戶的方法等。

情況05 車內

說到與汽車有關的犯罪行為最常見的是遇到小偷。與刀械犯罪不同，不用擔心會直接傷害到身體，不過我想各位也都不想碰到車子遭到破壞或是錢財不翼而飛。

要防止小偷對自己的車子動歪腦筋，最好的辦法就是不要將貴重的物品放在車內。將手提包或是手拿包放在副駕駛座，就算包包裡什麼都沒放，在小偷眼裡，也是頗具吸引力的目標。因此，應該將行李放在從外面完全看不見的地方。

也要注意停車的位置。車子停在停車場時，最好避開死角地帶，選擇顯眼的地方。如果經常停在沒什麼人的地方，可以考慮安裝防盜裝置。防盜裝置檢測到震動時會發出警報聲，並錄下周圍的畫面，有助於遏止小偷的行竊。若是貼上能啟動防盜裝置的貼紙，效果會更好。

一些犯罪分子會先在一旁等待，等目標對象開鎖後一起進入車內，接著亮出刀械進行威脅、搶奪財物或是施暴。因此，無論是在住家還是公共停車場，上車前都要仔細確認周圍是否有可疑人士後再開鎖。有些歹徒會躲在車子的另一側或是後面，要仔細確認車

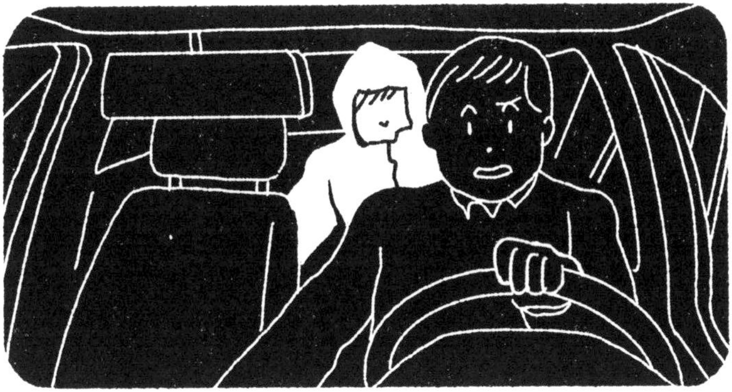

上車時的注意事項

上車時要留意是否處於危險狀態。上車前要查看周圍情況，一上車就鎖上車門。

子的四面八方後，盡速上車，並馬上鎖門。犯案者也可能挑在等紅燈時闖入車中，所以要養成一上車就鎖門的習慣，且行駛時最好不要開著窗戶。

即便發生交通事故，也不要急於下車。因為犯案者有可能是為了綁架或是施暴等犯罪目的，故意撞向目標對象的車子迫使其停車。如果是在人煙稀少的地方，就更不用說了，下車前要仔細觀察環境和對方；而且要緊握手機，以便於能隨時報警。此外，遇到對方逼車時，就算被堵住去路，也絕對不能下車，若手邊有錄影裝置的話就錄影下來，並立即報警。

情況06 活動會場、商業大樓

人潮聚集的購物中心、電影院、表演會場等很容易成為無差別殺人事件和恐怖攻擊的目標。在這些場所逗留時，要時時刻刻保持警覺。

刀械犯罪事件大多是單獨作案，但考慮到恐怖攻擊的可能性，加害者或許有多個共犯。除了注意獨自行動的可疑人士外，在夏天穿著外套、行李多到不正常以及只有成年男性的團體等，當那些看起來與整體環境格格不入的人群進入時也要多加留意。若認為有可疑嫌疑，即便是杞人憂天，也應該要立刻離開該場所。

也有可能發生引爆炸彈的恐怖攻擊。在發現不知道主人是誰的可疑行李時，應立即報警。如果察覺到附近發生了爆炸，則要立刻壓低身體，以防第二、第三次爆炸帶來的威脅。爆炸會導致玻璃碎片到處飛散，導致身體受重傷，因此要遠離窗戶，且身體要呈腳尖朝窗戶的趴姿，以保護頭部。如果等待幾秒後都沒有爆炸發生，就要盡速逃到建築外。

在電影院等地方發生爆炸或恐怖襲擊事件時，很有可能得在漆黑的環境中進行避難。

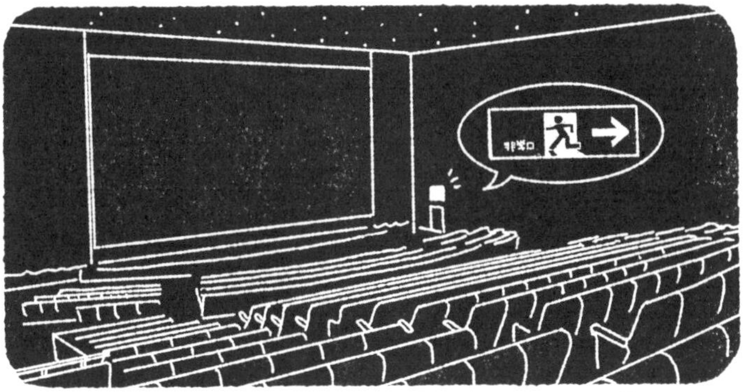

確認逃生路線

在進入電影院或劇院廳時，第一件事就是確認逃生路線。事先掌握要通過哪裡、要如何到外面避難。只要養成習慣就不會覺得麻煩。

所以必須在一開始就規劃好多條逃生路線，以便在看不見的狀態下順利前往避難。還要確認在逃生路線上是否有可能因為通道狹窄，或是手扶梯無法運作等原因而阻礙人流疏散。此外，建議事先與同行的人約好若不幸發生意外時要在哪裡會合。不只是電影院，應該養成只要進入建築物就要預先規劃好多條逃生路線，以及與同伴約定會合地點的習慣。

逃跑時如果不小心摔倒了，可能會被陷入恐慌的人群踩踏，所以千萬要注意。小孩子尤其容易跌到，最好抱著移動。行動時要待在人流的邊緣，一旦被人潮吞沒，不僅容易被推倒，還會陷入無法朝著自己想要的方向

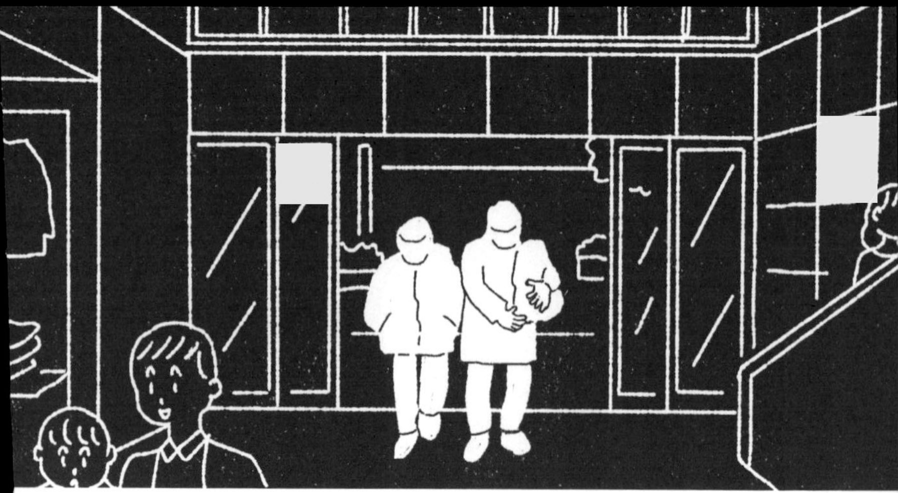

留意與當下環境格格不入的團體

要多加注意模樣不適合當下場所的人事物。例如在購物中心的中年男性團體、行李多到不正常的團體、夏天穿著外套的團體等。

移動的困境。

另一方面，如果遇到的是恐怖攻擊，犯案者可能會在人流所到之處引發爆炸，待在人潮邊緣也比較容易改變逃生路線。此外，沿著牆壁移動也較容易在黑暗中掌握位置。

也要小心針對孩子的犯罪行為。人潮眾多的地方有許多死角，例如：停車場、逃生梯等。如果孩子在寬敞的停車場被拉進車裡載走，要想再找回孩子根本就是天方夜譚。此外，不可以讓孩子一個人上廁所，因為犯案者也可能會躲在廁所。即便只是將視線從孩子身上移開幾分鐘，也足以讓犯案者擄走孩子了。

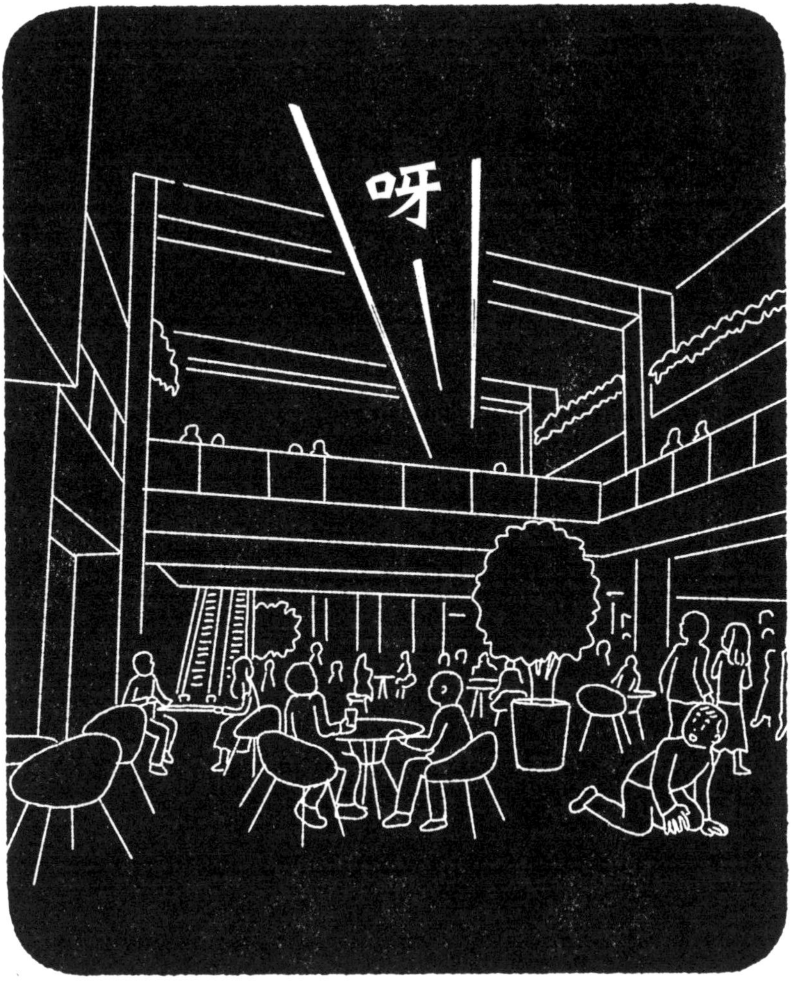

聽到尖叫聲時，第一件事就是壓低身體

在聽到他人的喊叫聲，但不知道對方是受到什麼樣的威脅時，首先要做的是停止手邊的動作，壓低身體。接著望向叫聲方向，觀察威脅的種類，再決定要採取哪種行動。

情況07 辦公室

基本很少會出現與公司毫無關係的人，突然闖進辦公室鬧事的情況，但會發生因為遭到資遣、對公司懷恨在心的人闖進公司大鬧特鬧的事件。這種犯案者可能處於自暴自棄的狀態，沒有人知道他們下一秒會做出什麼事。

因此，平時在辦公室時也必須事先規劃好多條逃生路線。建議在辦公桌下準備一雙運動鞋，畢竟穿著高跟鞋和皮鞋很難跑步。

暴徒有可能會噴灑汽油等易燃物來縱火。若是真的發生這種情況，必須在火勢蔓延開前逃離現場，也要小心不要讓身體沾上易燃物。當身上的衣服著火時，要馬上脫掉，或是使用著火自救法——停、躺、滾來滅火。切勿因為環境持續在燃燒、感覺很熱，就繼續在著火的狀態下移動或跑步，這會讓身上的火勢在氧氣供應無虞的情況下燃燒得更旺盛。所以，滅火的第一個動作是「停止」，然後「躺」在地上「滾動」，盡量使燃燒的部分與地面緊密接觸，以切斷氧氣的供給。躺下也有防止火苗燒到臉部的作用。如果不知道是哪裡著火了，就左右滾動使身體與地面緊密接觸。

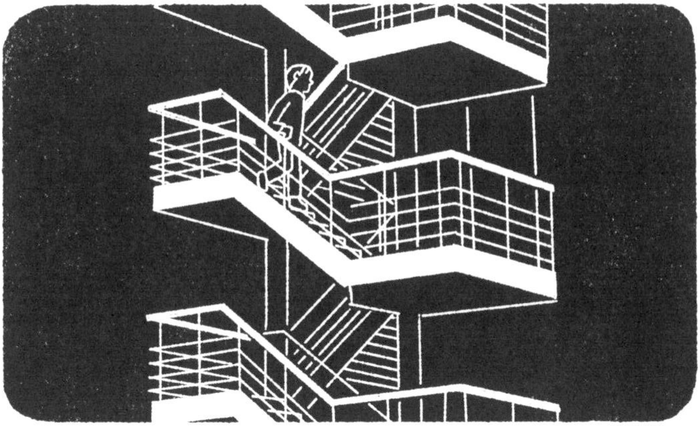

確保多條逃生路線

事先模擬入侵者闖入辦公室時要如何逃到室外，多準備幾條逃生路線。

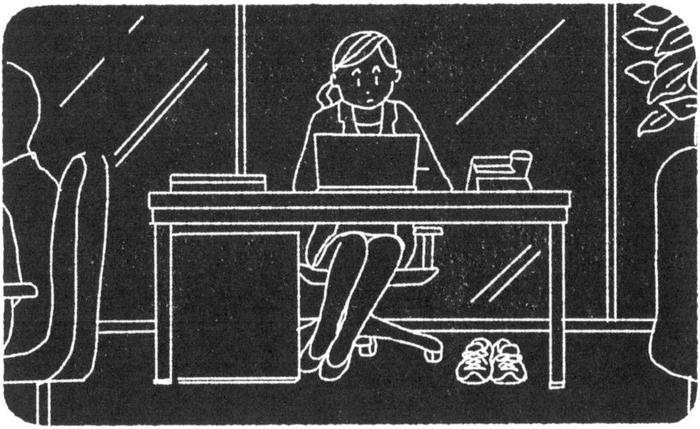

穿著輕便的衣服

若考慮到逃跑時的情況，平時就要穿著好活動的衣服。尤其是鞋子，要選擇適合跑步的款式。如果實在不允許，建議可以將準備好的運動鞋放在辦公桌底下。

情況08 學校、幼兒園

有些人可能會以弱小的孩子為目標而入侵學校或幼稚園。此外，在孩子上學的途中也有遭遇誘拐或施暴等犯罪行為的危險性。

日本許多學校採用的預防犯罪標語是「いかのおすし」（ikanoosushi）。這是一個有效提高孩子預防犯罪意識的方法，例如：不要跟著陌生人走、不要搭乘陌生人的車等。在家庭教育中也應該落實這些想法。另外，有些設施還會設定暗號以避免刺激暴徒，像是在發現入侵者時會廣播說：「熊熊來玩囉！」為了讓孩子能立即離開現場前往避難，平時必須多次預演使用該暗號，以進行預防犯罪的訓練。

也要做好事前的預防措施，例如：在建築物外圍搭建柵欄、確實鎖門、設置警報裝置等。此外，也要建立互助會，與附近的鄰居合作，每天觀察是否有可疑人士。最應該優先考慮的是孩子的安全。若是真的遇到入侵者靠近孩子身邊，就只能由大人站出來擋住攻擊了。也必須考慮其他對策，例如：教導職員如何擊退侵入者並進行訓練、裝設預防犯罪的噴霧器，以及設置常駐警衛等。

いかのおすし（ikanoosushi）

- ▶ **不要跟著陌生人走**
- ▶ **不要搭乘陌生人的車子**
- ▶ **大聲喊叫**
- ▶ **馬上逃跑！**
- ▶ **告訴大人**

防止犯罪的標語

這些標語有助於提高孩子預防犯罪的意識，避免他們捲入犯罪事件中。
不僅在學校，在家庭裡也要落實預防犯罪的知識。

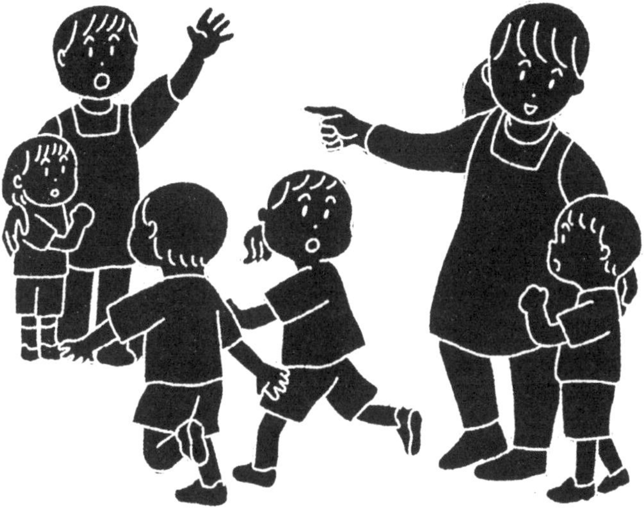

讓孩子記住暗號

在幼稚園等地方需要警告孩子有入侵者時，常會用不同的名稱來稱呼入侵者。
孩子在聽到暗號後，要立即採取躲避行動，所以平時的訓練相當重要。

情況09 機場

很少有人會在有警察和警衛巡邏的機場以刀械做出犯罪行為。危險性較高的是恐怖攻擊，而且是使用炸彈攻擊。

首先，不要靠近垃圾桶或廁所等可能埋設炸彈的地方。如果發現主人不在附近的手提箱，必須迅速保持距離。此外，如果爆炸發生時待在靠近玻璃窗的地方，會因為飛濺的玻璃而受到重傷；所以，需要坐在椅子上等待時，要記得遠離玻璃窗。

機場中最安全的地方是安檢門後的內側區域。因此，在抵達機場後，要盡快通過安檢。另外，不要在機場長時間停留，會比較安全。除了機場外，任何可能發生恐怖攻擊的地方都要盡可能地減少停留時間。

在飛機上遇到劫機事件時，因為害怕而尖叫或是做出反抗的動作，很容易會成為攻擊的對象，所以要盡量保持安靜，減少自己的存在感。不過，如果是像美國九一一襲擊事件那樣，恐怖分子的目的就是要採取自爆行為；這時就別無選擇，無論成敗，乘客都得相互合作進行反擊。

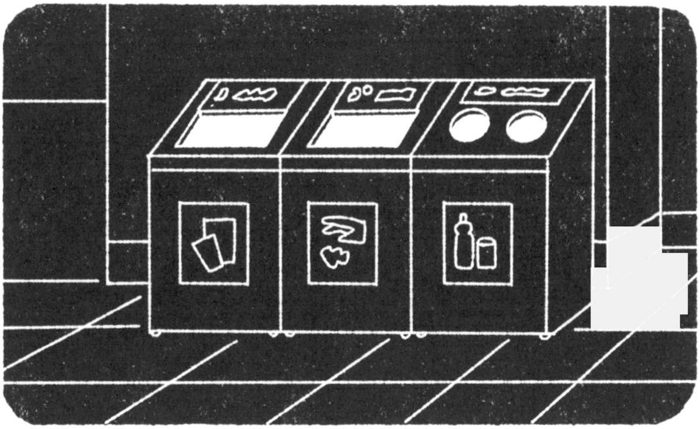

遠離危險

如果想在機場內放置炸彈，那垃圾桶就是再適合不過的地方了。
所以休息時，也要坐在遠離垃圾桶的椅子或沙發上。

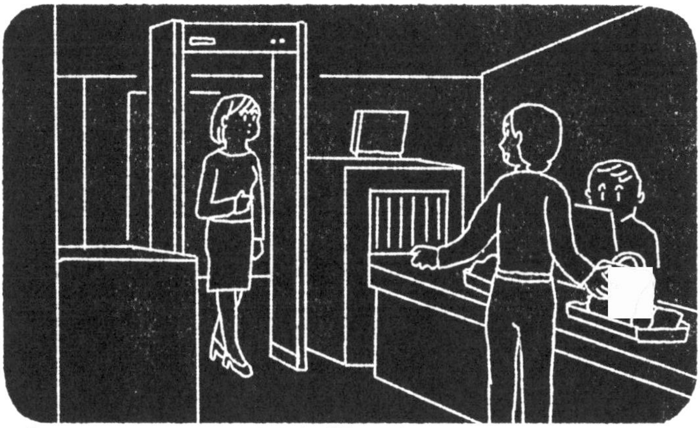

盡快通過安檢門

機場中最安全的地方是穿過安檢後的候機室，所以抵達機場後，
要盡快前往候機室再開始打發時間。

情況10 住宿處

在飯店等地方投宿時，要留意可能會有搶劫犯或性侵犯闖入房間。

搭乘電梯時，如果有人跟進來，就必須時時保持警覺。就如同先前所介紹的，如果有人一同搭乘電梯，要背靠牆壁站在緊急按鈕旁。一覺得對方很可疑，就要立即走出電梯，若在那之前對方就逐步朝你靠近，請不要猶豫，直接按下緊急按鈕。

若是女性，有人跟著妳在同一層樓走出電梯，或是在走出電梯時看到其他人時，不可以比他們先進房間。在進入房間前，必須先確認周圍完全沒有人，並以極快的速度開門、關門、鎖門，以及掛上門鍊。如果有人敲門，不可以毫無戒心地直接開門，要先用貓眼確認外面的情況，若是看到不認識的人或是可疑的人，就要馬上通知櫃台。此外，許多性侵犯都是熟人，所以即便敲門的是同事或是主管也不要開門，要先詢問他們的來訪目的。

在住宿的地方也要小心火災，必須確認從房間到緊急出口的路線和滅火器的位置。也要實際走一次避難路線，並確認步數。如此一來，就算是在煙霧瀰漫或是光線昏暗的環

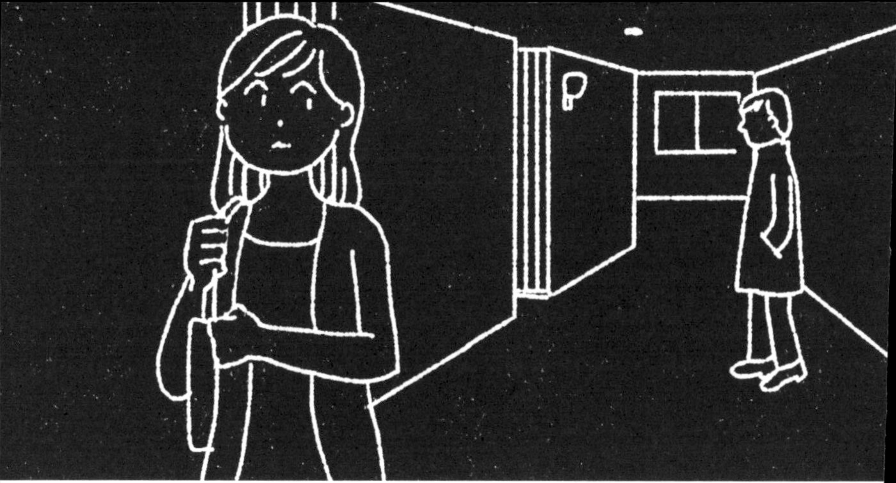

走廊有人時不要進房間，以免讓對方知道你住在哪裡

在同一層樓的走廊看見陌生人時，如果直接進房間，那個人就會知道你是住在幾號房；所以要等人都離開後再進入。

境下，也能估算行走的距離。另外，雲梯消防車的高度通常是三十公尺，可以到達十層樓高的地方。因此，建議選擇十樓以下的房間投宿。考慮到最糟糕的情況，可能會需要跳樓，最好事先確認墜落時可以用來緩衝的植物或車輛的位置。

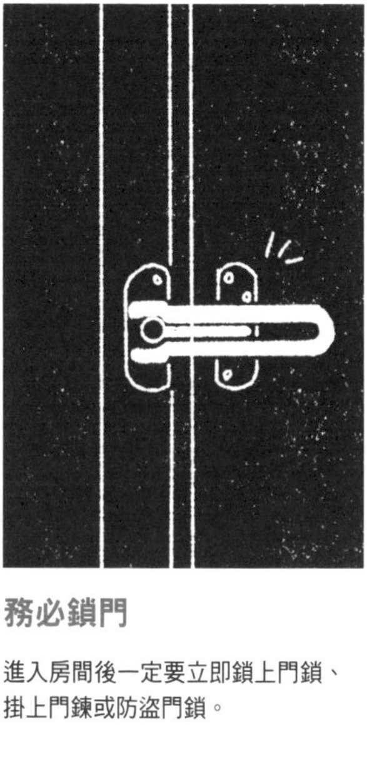

務必鎖門

進入房間後一定要立即鎖上門鎖、掛上門鍊或防盜門鎖。

KEEP OUT　KEEP OUT

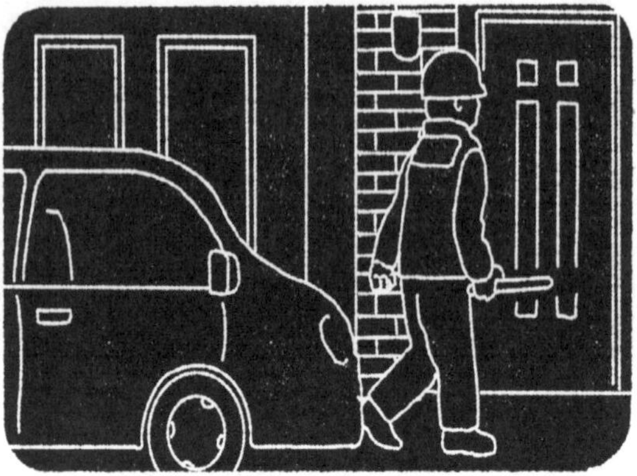

察覺到異常時，警衛會趕過來。

COLUMN 1 何謂安全服務？

「居家防護」是我們身邊常見的安全服務，是由監視器記錄影像、感應器在門窗打開時會做出反應、感知人體等動作的紅外線感應器等各種安全防護設備，與警衛人員結合所建立起的犯罪預防系統。在發生事件或事故時，會同時通知本人和保全公司，目的是順利通報警察或消防隊。提供此服務的主要都是大型的保全公司，近年來每個月的費用似乎也有愈來愈便宜的趨勢。

KEEP OUT　KEEP OUT

第2章

捲入案件時的應對方法

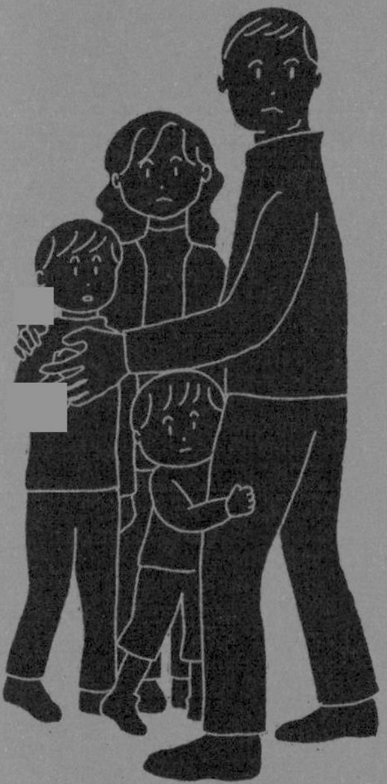

優先順序的思考方法

遇到犯罪事件時該怎麼辦？

以下要介紹的是在遇到犯罪事件時，該採取什麼樣的行動。

作為無關人士在犯罪事件發生後看新聞報導，會得知是什麼樣的人做出什麼樣的犯罪行為，但在實際遭遇犯罪事件時，普遍都有許多不瞭解的事情，例如：犯案者是針對特定人士行凶，還是無差別攻擊或是恐怖攻擊；是一個人犯案、還是多人一起作案；使用什麼樣的凶器等。

即便意識到自己身處於威脅之中，但如果不知道犯案者的真實身分和凶器種類，很容易就會陷入恐慌。要在這種混亂情況下冷靜地做出正確判斷，就需要在平時多加注意基本的行動順序。

接下來介紹的行動順序並不適用於任何情況；根據犯案者的類型，與犯案者的距離以及凶器的種類，應採取的行動會有所不同。但只要知道理論就可以根據實際狀況進行調整。關於各種情境下要如何行動會在後面詳細介紹，首先希望各位能先瞭解行動的優先

遇到犯罪事件時

1.大聲喊叫

大聲喊叫告知周圍的人，有犯案者正在犯案。這個舉動相當重要，尤其是當凶手用刀械犯案時，因為刀械與槍械不同，做案時並不會發出聲音，因此周圍的人很難察覺。而且大聲喊叫可能會使犯案者猶豫是否要繼續行凶，還是要直接逃離現場。

▼

2.逃跑

預防犯罪的基本原則就是與造成威脅的人保持距離。在大聲喊叫的同時逃離現場，以此擺脫危險。不需要確認犯案者的行凶情況，只需專心逃跑即可。

▼

3.報警

在遠離威脅後，就用手機向警方報案。由於報案過程中會讓人處於無防備的狀態，所以要先找到不用擔心會遭到襲擊的安全處。

▼

4.躲藏

遇到犯案者在無處可逃的地方行凶、因為受傷或是帶著孩子無法移動時，就必須躲起來避免被犯案者找到。也可以設置路障，防止犯案者進入以爭取時間。

▼

5.防禦

與犯案者近距離對峙時，要先保護自己，避免受到直接的威脅。基本上是在自己與犯罪者之間放置背包等物品來應對。必須要好好利用身邊的事物。

▼

6.搏鬥

無處可逃或是有想保護的人時，就只能選擇搏鬥。在這種情況下，也可以使用身邊的物品做為武器。關鍵是要想像一下，身邊的生活物品中有什麼是可以當作武器使用的。

順序。

首先，在察覺到自己身處於威脅之中時，要採取「大聲喊叫」的行動，大聲地告知周圍的人，造成威脅的類型。這是為了讓周圍的人察覺到危險，防止受害範圍繼續擴大，同時也是用來爭取離開現場或是等待警察到場的時間。

與危險拉開距離也就是所謂的「逃跑」，通常會與大聲喊叫同時進行，或是根據情況優先於大聲喊叫。假設與危險的人相距不遠，那麼無論如何，第一個該考慮的事情就是遠離現場。在看到揮舞刀子的犯案者時，應該立即遠離；如果聽到槍聲或爆炸聲，則要朝更遠的地方逃跑；當犯案者進入住處或是辦公室時，我們就必須立即衝向出口。

逃跑後要向警察通報。不過，報警時會將精神都專注於對話中，很容易疏忽對周圍環境的警戒，因此必須在確保安全無虞的狀態下進行。

此外，遇到無處可逃的場景或是因為受傷而無法移動時，可能需要採取躲藏、防禦這類型的行動；「搏鬥」則是最後、別無選擇時的手段。如果無論都無法與犯案者保持距離、也無處可躲的話，那麼最終的選擇就是為了保護自己和同伴而奮力搏鬥了。

各國的反恐對策 ❶ 美國

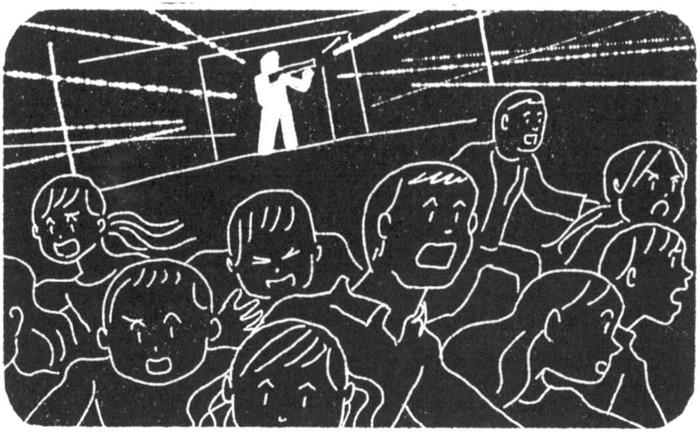

行動方針為逃跑、躲藏、搏鬥

歐美的各國政府制定了避免遭遇恐怖攻擊的對策，以及遇到恐怖攻擊時的應對法。這類行動方針用在日本也能有效打擊犯罪和預防恐怖攻擊，所以接下來會對此進行介紹。有關反恐的訊息會刊登於日本警察廳和公安調查廳等網站，請多加利用、參考。

首先是美國所推薦的應對方法，也就是「逃跑、躲藏、搏鬥」。美國設想的恐怖攻擊主要是以槍擊為主，所以第一要務是逃離現場。官方建議當下應該注意的事項為：不要考慮其他人怎麼做，儘管跑就對了；不要攜帶個人物品；為了避免被誤認為是嫌犯，逃跑時不要隱藏雙手；聽從警察的指示以及抵達安全的地方時就打電話報警等。

如果無法逃脫，就躲起來。理想的情況是，躲在一個嫌犯難以發現，且有其他逃脫路線的地方。此外，還要尋找可以做為盾牌的物品、鎖上門設置路障、將手機設成靜音，以避免嫌犯接近時手機突然響起。

在逃跑或是無法躲藏的情況下，感到生命受到威脅時，就要採取最後的手段：搏鬥。這時最重要的是，隨手抓起身邊的物品扔向暴徒進行攻擊、大吼大叫地威嚇對方，以及用盡全力對抗。

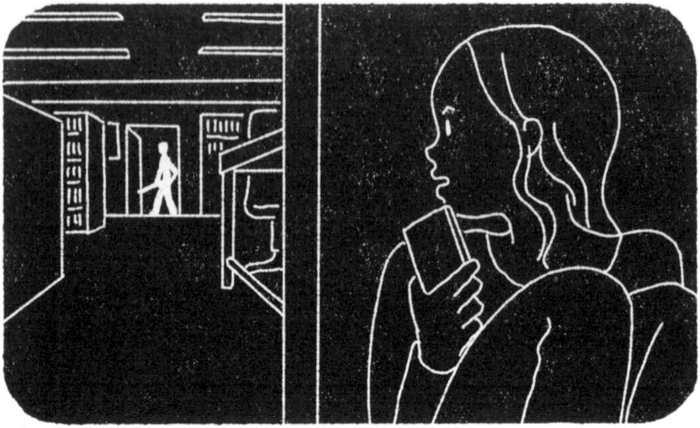

逃跑、躲藏、通報

在英國，應對槍械等犯罪和恐怖攻擊的方法是：逃跑、躲藏、通報。與美國的逃跑、躲藏、搏鬥相似，但沒有搏鬥這一項。

如果有逃脫的路線，首先要選擇的依然是逃跑。此時最重要的事和美國的方針一樣，就是什麼都不要帶，直接逃跑。而且不要做浪費時間或減緩逃跑速度的事情，例如：拍照、錄影等，或是吆喝他人一起逃跑，即便他人被迫停下來自己也要盡全力逃跑。

如果無法逃脫就躲起來。此時要注意的是：要躲在不是死路的地方，且要有能保護自己免受槍擊的堅固牆壁；鎖好門、設置路障以及遠離門窗；手機設為靜音；掌握出口位置，冷靜等待救援。

最後的通報是指向警方報案。報警時要明確告知警方自己是誰、現在位於何處。如果當時兇嫌就在附近，難以對話，可以不掛斷電話，聽從電話另一頭的指示。若是有人試圖接近犯罪現場，在確保自身安全的情況下，應該要阻止對方的行為。此外，還要注意當警察抵達現場時，要保持雙手一直露在外面，以表示自己不是同夥，並聽從警方的指示，不要突然做出額外的動作。

各國的反恐對策 ❸ 法國

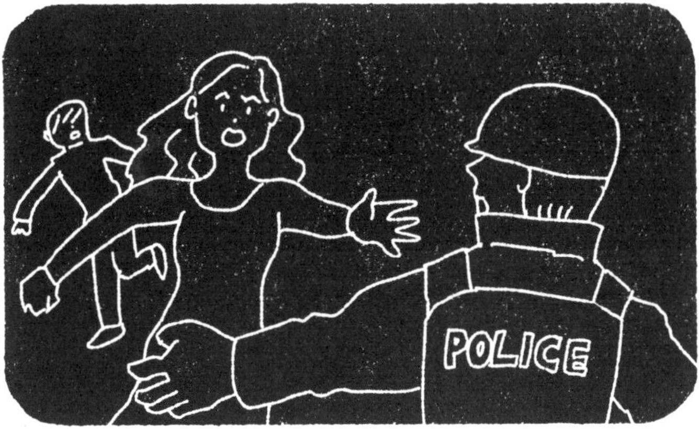

逃跑、躲藏、通報

法國政府建議民眾平時就要假設有可能會遇到犯罪行為和恐怖攻擊，並養成在混亂的人群中觀察周圍情況的習慣，以及掌握公共場所的緊急出口。此外，還會說明恐怖份子會採取什麼樣的行動，以提醒民眾多加注意。

法國政府為應對恐怖攻擊制定了「逃跑、躲藏、通報」的行動方針。基本上與英國的行動方針差不多，只是用詞上略有差異。

首先要做的事一樣是逃跑。知道危險在哪裡，並盡可能地遠離那個地方。在力所能及的範圍幫助他人逃脫，並告知周圍注意危險狀況，阻止他們靠近造成威脅的人。

與其他兩個國家一樣，躲藏時必須注意要鎖上門，用家具來設置路障；關掉燈光和音響，保持安靜；將手機設為靜音模式，以及趴在遠離窗戶和牆壁的地方。

在逃離危險後，就要採取通報行動向警方報案。警察抵達時，要高舉雙手表示沒有攜帶武器，千萬不要衝到武裝警察面前。

無論哪個階段最重要的都是爭取時間

在遇到犯罪事件時，隨著時間的流逝，情況會對犯案者愈來愈不利；相對的，受害者也就會更安全。所以，為了保護自己必須注意兩件事：一是之前已經重複強調多次的「爭取空間」，也就是遠離危險；二是「爭取時間」。

先前提到的「大聲喊叫」也是拖延時間的方法之一。只要發出聲音，暴徒的內心就會產生猶豫，從而為自己和其他人爭取到逃跑的時間，還能爭取到報警的時間，以及警察趕到現場的時間。甚至還可以為自己爭取到下定決心與暴徒正面搏鬥的時間。

躲藏時也要爭取時間。即便是躲在房間且已經設置好路障，還是要製造出讓暴徒難以入侵的曲折路徑。只要能夠爭取時間，暴徒放棄的可能性就會提高。此外，防禦時也一樣，如果能夠爭取到警察或他人來幫忙的時間，得到救助的可能性就會大幅增加。與其勉強制伏暴徒，還不如抱持著爭取時間、等待幫助的想法來行動會更加實際些。

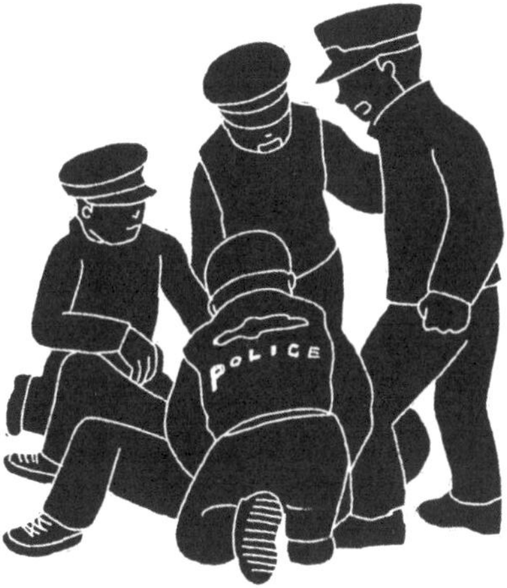

為警方爭取到趕來的時間

在面對威脅時，最重要的是抱持著爭取時間的想法；爭取到的時間愈長，就愈有可能得到警察或其他人的幫助。

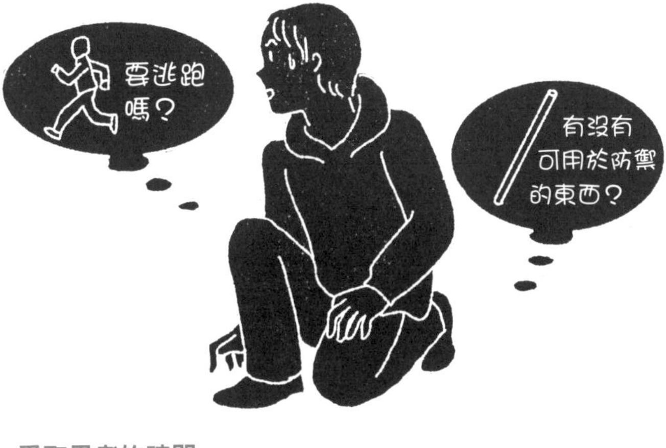

爭取思考的時間

大聲喊叫，警告他人注意危險，可以為那些沒有注意到正在發生犯罪事件的人爭取到逃跑時間，還可以創造出思考下一步要如何行動的時間。

大聲喊叫

大聲喊叫的目的和方法

在遭遇犯案者襲擊時，或者親眼看見有人刺傷他人等的犯罪事件時，應該要如何應對呢？「大聲喊叫」是可以採取的行動之一。大聲喊叫是指大聲地告知周遭的人現在正在發生犯罪事件，這是一種全世界廣為人知、能將傷害降到最低的方法。

關鍵在於要盡可能地大聲喊叫，讓其他人都知道哪裡有危險、是什麼類型的危險。在美國，當有人持槍時，會大叫：「gun、gun！」如果是持刀就會喊：「knife、knife！」在日本很少會發生槍械犯罪，但若要模仿美國，那應該也是以日語大喊「槍、槍！」和「刀、刀！」等。

在喊叫的同時，重點在於要指著拿槍、拿刀的暴徒，以告訴他人造成威脅的人在哪裡。單純地大聲喊叫，會讓大家的注意力放在喊叫的人身上而不是造成威脅的人。尤其是當犯案者拿著不會發出聲音的刀械時，他人是很難知道哪裡有危險的。因此，必須要指向犯案者，將訊息明確傳達給周遭的人。以以色列為例，反恐意識深植於每個國民。

大聲喊叫的目的

1.警告周遭的人有危險

警告周遭的人有危險，以此來縮小受害範圍。有些案例顯示，在人多的街道上明明犯罪事件正在身旁發生，但周圍的人卻沒有察覺到。因此，要大聲地讓大眾知道誰是暴徒，以及現在正遭受到什麼樣的威脅。

2.爭取時間

如果犯案者因為自己的大聲叫喊而感到猶豫，就可以為自己和周遭的人爭取到逃跑的時間、計畫下一步該怎麼做的時間，以及等待救援抵達的時間。重點是要發出讓對方感到畏懼的音量。

3.放鬆緊張的情緒

在差點被持刀的暴徒襲擊時，身體會因為恐懼而無法動彈。大聲喊叫可以稍微緩解緊張情緒，使身體得以活動。也就是說，大聲喊叫是踏出第一步的有效方法。

4.恫嚇對方

指著犯案者大聲喊叫也會對犯案者構成威脅。這種恫嚇可能會使犯案者感到遲疑，考慮停止攻擊並逃跑。重點在於要發出尖銳、強烈的聲音，才能產生出恫嚇的效果。

5.多人一起應對

藉由大聲喊叫讓周遭的人意識到威脅，就能聚集多人一起應對犯案者。人多並不代表可以制伏暴徒，但總比獨自一人有利得多。

在遇到爆炸或是槍擊時，以色列人會邊逃跑邊告訴他人發生什麼事情。對他們來說，與大家一起共享與危險有關的訊息是理所當然的事情。

大聲喊叫的最大目的是為了讓周遭的人能夠察覺到危險，但還有其他幾個效果：首先是可以使犯案者的內心產生猶豫。在犯案者面前大聲喊叫使他受到周遭人群的關注，這時犯案者的動作就可能會因此而稍有遲疑，藉此來爭取更多的時間。甚至還可能讓犯案者認為最好是先逃離現場，從而停止攻擊。另外，趁著犯案者猶豫不決的時候，思考接下來該採取什麼樣的行動。此外，在面對犯罪行為時，身體常常會不自覺地僵住了，大聲喊叫可以緩解緊張情緒。

使用蜂鳴器或哨子也可以說是一種大聲喊叫的行為。尤其是當孩子感到恐懼時，有可能會發不出聲音，可以讓他們攜帶著這類的小道具。除了刀械犯罪外，也有APP是專門幫助無法發出聲音的女性，當她們捷運或火車上遇到變態時，可以用APP發出聲音來告知身邊的人自己遭到變態騷擾。

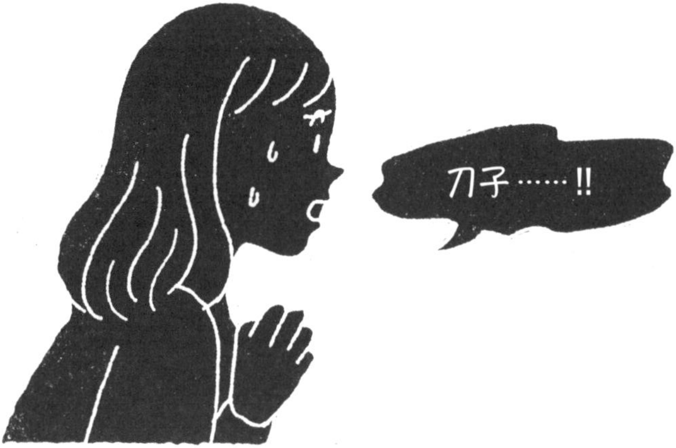

毫不猶豫地喊叫

面臨危險或是目擊犯罪事件時，必須毫不猶豫地大聲喊叫。
如果只是默默地看著，受害範圍只會愈來愈大。

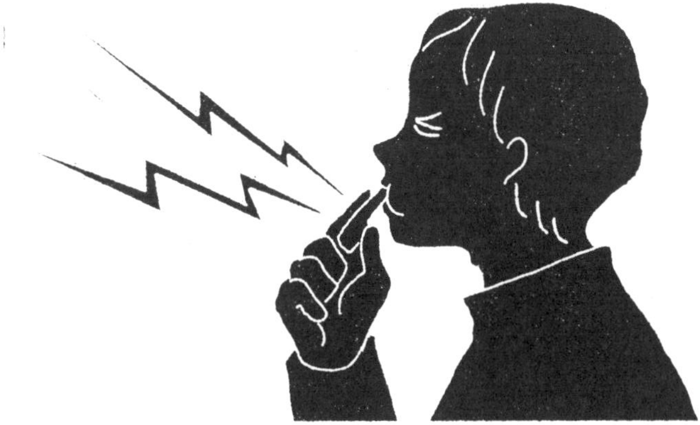

攜帶哨子

哨子、蜂鳴器也是發出巨大聲音的方法，用來警告周圍的人注意異常情況。
重點是，在攜帶這類小道具前要先確保沒有損壞，可以隨時正常使用。

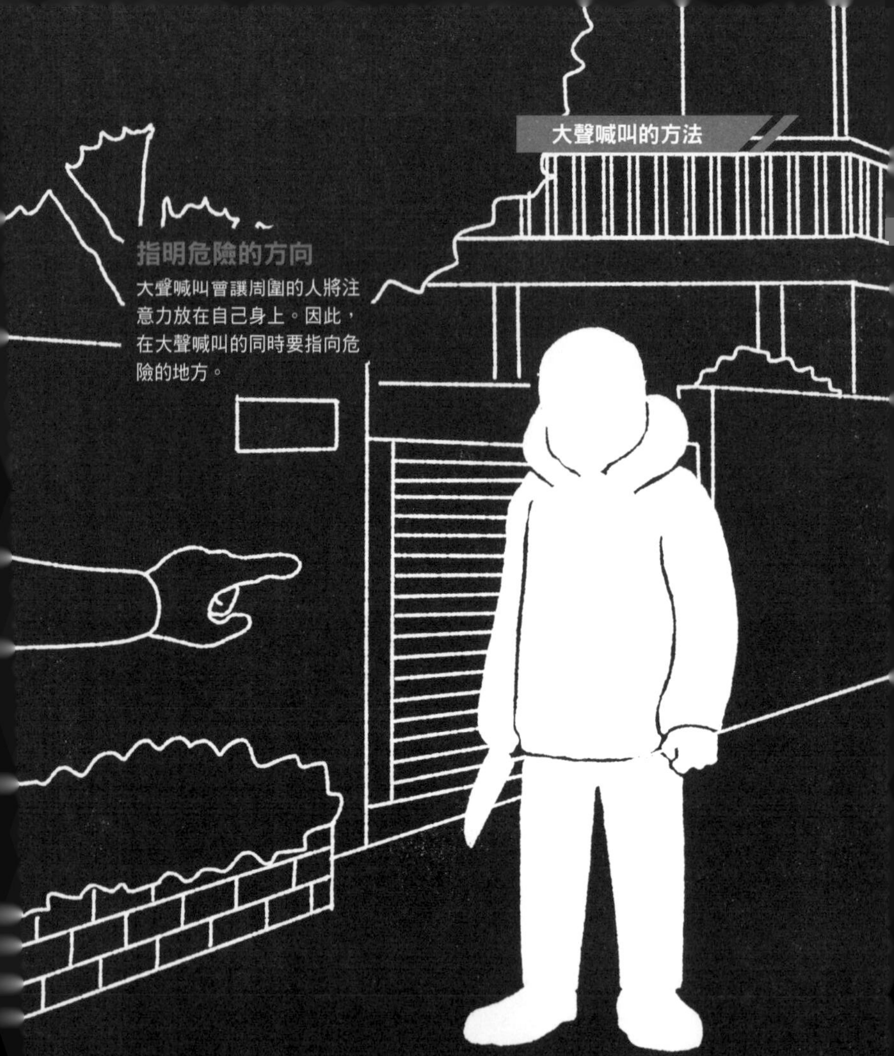

指明危險的方向

大聲喊叫會讓周圍的人將注意力放在自己身上。因此，在大聲喊叫的同時要指向危險的地方。

叫喊時
要保持安全距離

叫喊時也要警戒暴徒，繼續拉開距離以保持安全距離。這時如果摔倒很容易就會變成目標，要多加留意。

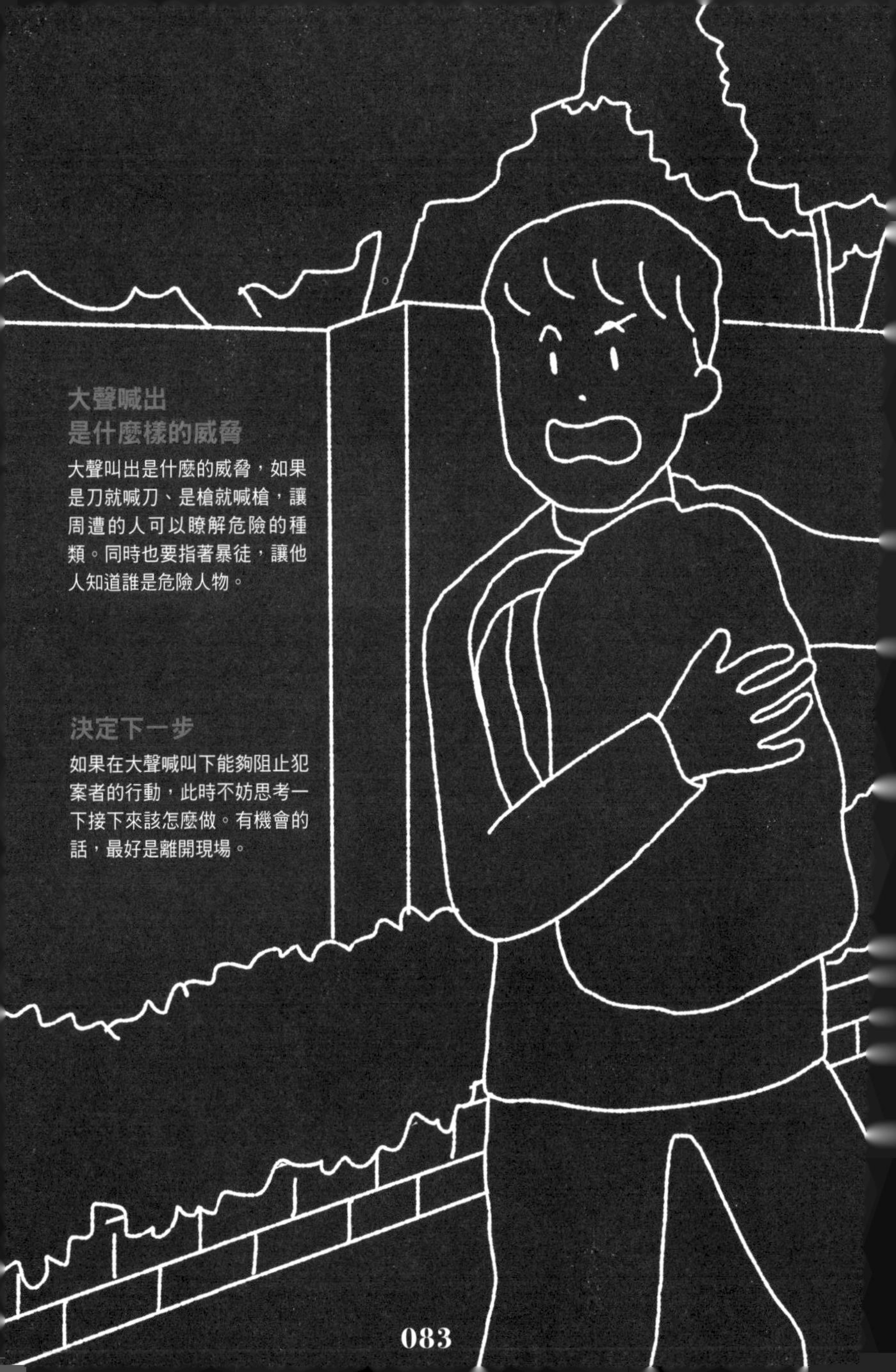

大聲喊出
是什麼樣的威脅

大聲叫出是什麼的威脅，如果是刀就喊刀、是槍就喊槍，讓周遭的人可以瞭解危險的種類。同時也要指著暴徒，讓他人知道誰是危險人物。

決定下一步

如果在大聲喊叫下能夠阻止犯案者的行動，此時不妨思考一下接下來該怎麼做。有機會的話，最好是離開現場。

是否要大聲喊叫的**判斷基準**

在大聲喊叫前，要知道這種行為也可能為自己和他人帶來危險。例如：當暴徒將刀子架在自己或他人的脖子上時，大聲喊叫反而會刺激暴徒，使狀況變得更為險峻。所以這時不應該大聲喊叫。此外，當暴徒攻擊他人時，發出聲音會引起暴徒的注意，可能會使自己成為下一個目標。因此，當自己處於暴徒的攻擊範圍時，最好不要發出聲音。

也有一些案例顯示：當暴徒的目的是金錢而不是殺人時，這時只要安靜地給錢就能在無人受害的情況下脫困。當犯罪事件正在眼前發生時，是很難立即做出要不要大聲喊叫的判斷的，但如果認為發出聲音會讓情況變得更糟糕那最好就不要發出聲音。

相對的，如果遇到的情況是與暴徒對峙，且有可能受到攻擊時，那就應該毫不猶豫地大聲喊叫，引起周圍的關注。不只要說「刀子、刀子」，還要大喊「快報警！快報警！」如此才有可能會有人願意幫忙報警。

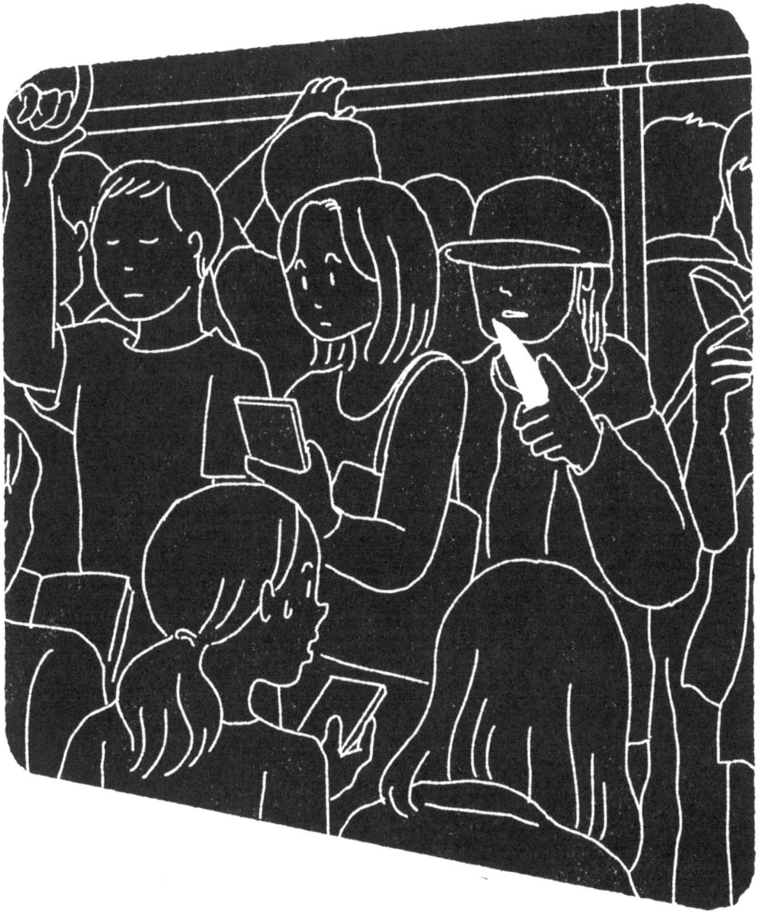

被刀子架住時反而很危險

大聲喊叫可能會激怒暴徒。在脖子被刀子架著的情況下，最好不要發出聲音。

逃跑

逃跑的效果

在遇到任何造成威脅的事件時，首先要考慮的是逃跑。遠離可能傷害自己的人、事、物是保護自己的最有效的方法。

如果暴徒手持的凶器是刀械，那麼只要保持距離就不會受到傷害；即使手上拿的是手槍，也很難擊中正在移動的人。況且在大聲喊叫告知眾人後，一群人同時逃跑那就更難鎖定目標了，因此可以將受害範圍縮到最小。盡可能地遠離危險，例如：凶器無法觸及的距離，或是暴徒無法清楚辨識的距離；就能降低危險性，還能爭取到報警的時間。當暴徒靠近時，只要再稍微遠離幾步的距離就能達到此效果。

如果發生犯罪事件的地方離自己有段距離，且人群正朝自己這個方向逃跑，這時就應該選擇跟著一起逃跑，千萬不要想說等靠近一點確認發生什麼事情後再跑。請記住，好奇心會害死一隻貓的。

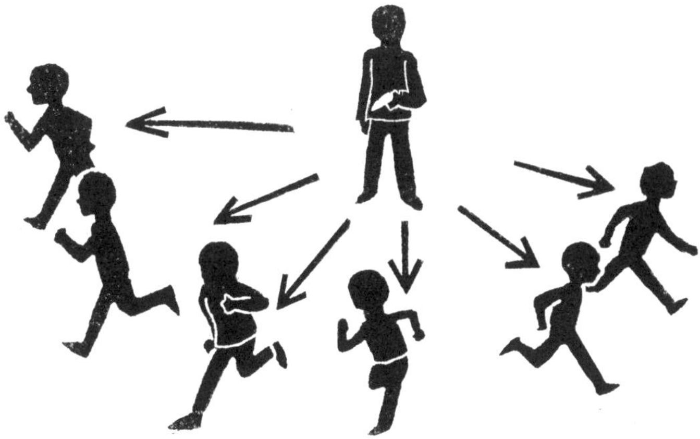

逃跑的目的

1.遠離危險的人

這就是逃跑的最大目的。遠離危險的人是保護自己最簡單、最有效的方法。請記住，當你遇到任何犯罪事件時，第一個反應就是「逃跑」。

2.不要讓目標範圍縮小

無論暴徒手裡拿的是刀械還是槍械，只要多人同時逃跑，找尋目標就會變得更加困難。如果暴徒是對準人開槍的，雖然還是有人會因此而喪生，但相較於不跑還是能大大縮小受害範圍。

3.爭取報警的時間

藉由逃跑擺脫攻擊者，為自己爭取一些時間。若成功爭取到時間，就能考慮下一步該如何行動。而且在確保安全的情況下，還能向警方報案。

逃跑的方法

一般來說，暴徒在進行無差別殺人時，第一個攻擊的目標都會選擇附近的人。因此，逃跑時要注意——既要反應快又要跑得遠。一旦發現有構成危險的人，就要朝反方向迅速逃跑。如果帶著孩子，要抱著孩子跑。跑的距離取決於當下的情況，但絕對不可以停在顯眼的地方回頭看；關鍵在於不要讓暴徒注意到自己的存在。

逃跑時要小心不要摔倒。大步奔跑很容易摔倒，所以要以小步伐來奔跑。即使是柏油路，只要有砂石掉落在轉彎處也很容易導致滑倒，所以要多加留意。穿高跟鞋當然不利於跑步，因此，平時就要注意儘可能穿一些適合跑步的鞋子。

覺得自己暫時擺脫威脅後，要在一個有遮擋物的安全處確認情況。不僅要用眼睛觀察，還要留意聲音和味道以掌握當下的情況。若是不瞭解附近的環境，要小心不要一不留神逃進死胡同了。警察局是最佳的避難所。如果你是個孩子，無論如何最優先要做的就是逃到有人的地方，例如便利商店。

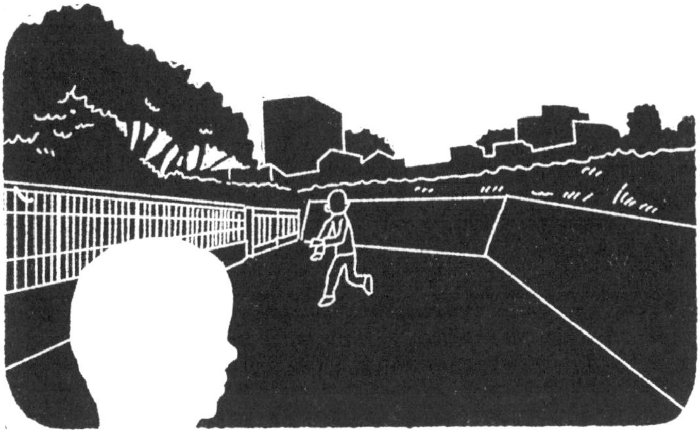

盡可能掌握附近的地理位置

逃入死胡同或狹窄到會讓人潮堵塞的小巷，會讓自己陷入險境。
為了避免這種情況，應盡可能掌握住宅和公司附近的環境。

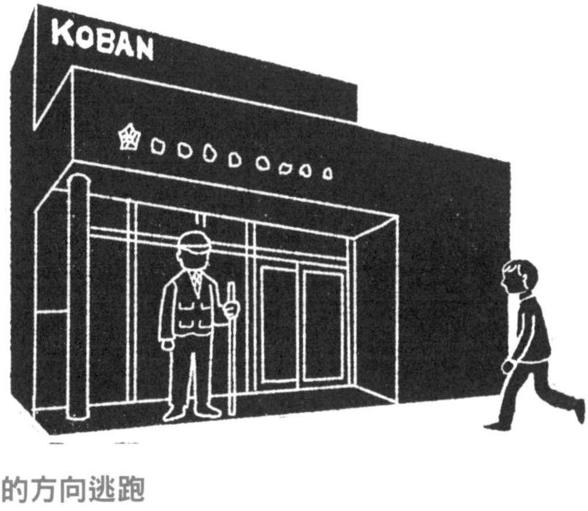

往有人的方向逃跑

首先要做的是逃到人多的地方，逃進有人的店舖或建築內。但如果是恐怖攻擊的話就可能會瞄準有人的地方，所以無法確定這個選擇是否正確，但至少有人可以求助。

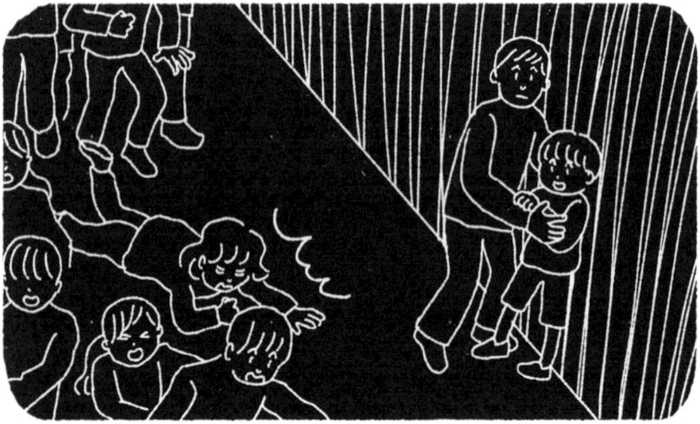

避免被人群淹沒

如果淹沒在人群中，就會被沖向不願意前往的方向。一旦發生什麼事情還很難逃離。因此，逃跑時要小心不要跑入人群中。

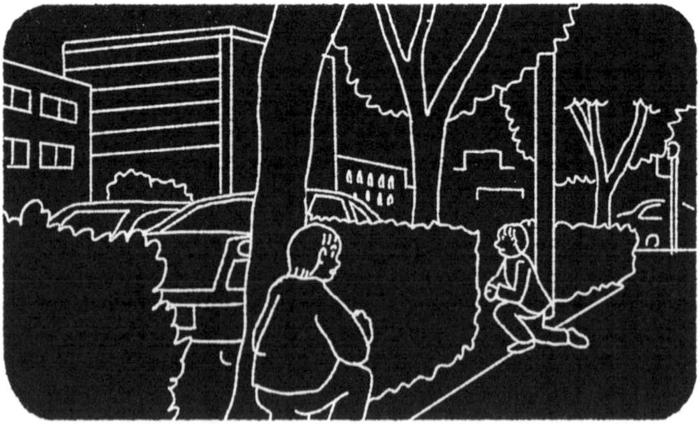

不要停留在顯眼的地方

留在沒有任何遮擋物的地方會突顯出存在感，容易成為暴徒的目標。在遠離危險、想稍作停留時，要選擇有遮擋物且在犯罪者視線外的地方。

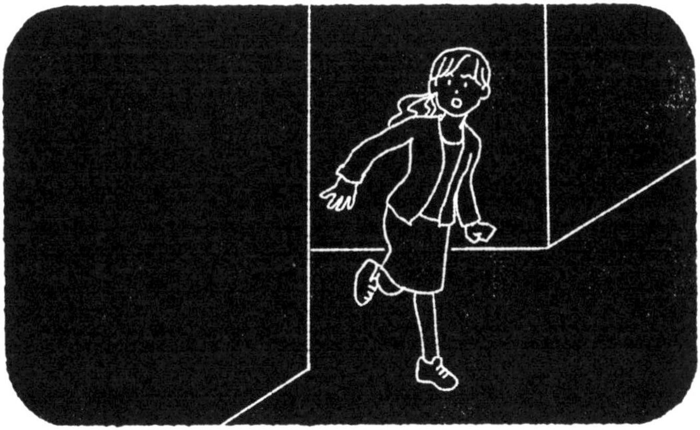

跌倒是致命傷

跌倒的人會成為暴徒的目標，必須注意。慌慌張張地大步奔跑，會提高跌倒的機率。轉彎時，最好抱持著可能會滑倒的想法小心地小步奔跑。

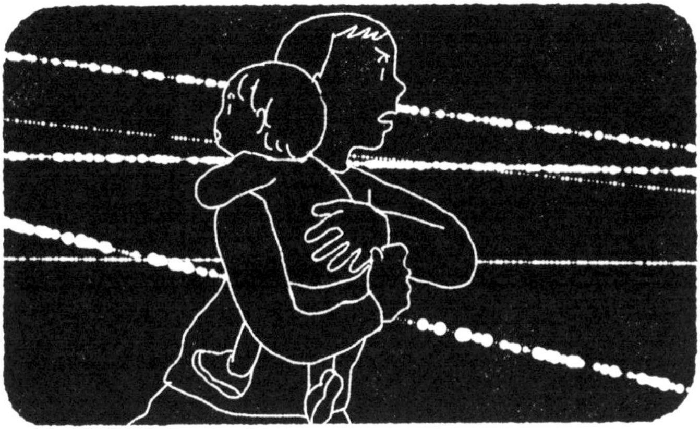

抱著孩子跑

如果有小孩，不要拉著他們，而是要抱起來跑。根據當下的情況，有時可能必須選擇讓家人先逃跑，自己留在原地爭取時間。

遠處發生騷動的應對法

當犯罪事件發生在眼前時，能夠輕易掌握情況，知道是什麼樣的暴徒在做什麼樣的事情。但如果是在遠處發生的犯罪事件，有時候甚至連到底是不是犯罪事件也不知道，只是有種「發生了什麼事情」的感覺。例如：搭乘火車或捷運時，當人群從其他車箱湧過來時，或是聽到平時不會聽到的尖叫聲等。

在這種情況下，前去確認發生了什麼事情會提高捲入犯罪或災害事件的可能性。首先，最重要的是，盡快遠離他人認為危險的地方。

在逃跑的同時也要利用視覺、聽覺和嗅覺，努力掌握整個情況，例如，暴徒的人數和長相、凶器的種類、與自己的距離等，畢竟知道的愈多愈有利於思考要如何應對。

發生「什麼」事情時

1.確認是什麼樣的危險並判斷該如何行動

在感覺到可能出現犯罪或災害事件時，先要確認會對自己造成什麼樣的威脅，以及危險的程度。必須在瞬間做出判斷。

2.朝反方向逃

同時，要朝相反的方向逃跑。無論知不知道發生了什麼事情，也不要管其他人有沒有逃走，都要先跑再說。

3.盡量離得愈遠愈好

如果不知道造成威脅的是刀、槍還是炸彈，不知道要逃到多遠才算安全，那就儘可能地逃向遠方。

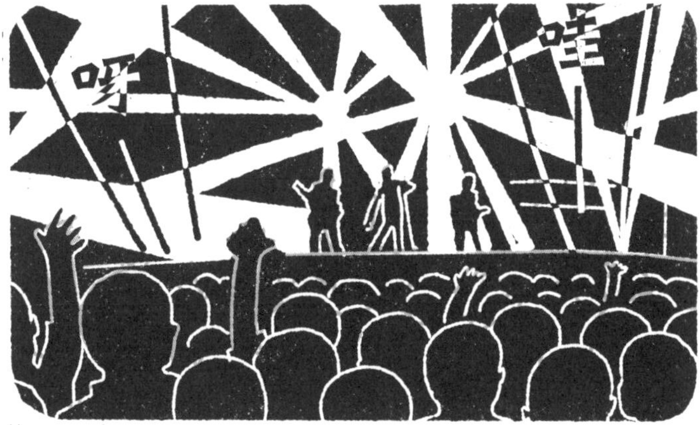

也可能發生在活動會場等難以做出判斷的地方

如果是精心策畫的恐怖攻擊，有時會在人多的活動會場引發第一次爆炸，將所有人聚集到同一個地方後再次引爆，目的是進行大規模謀殺。

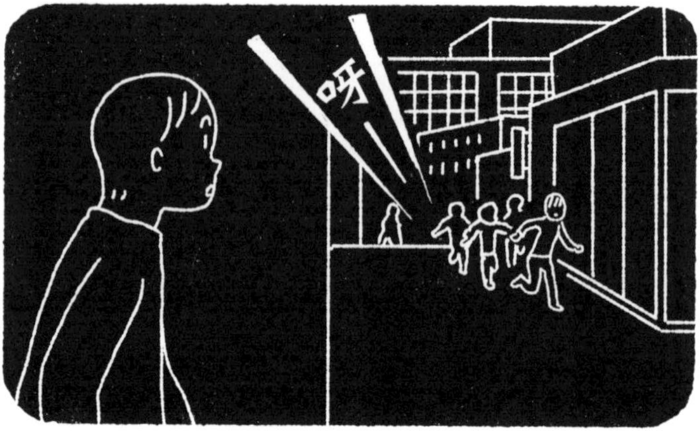

不要出於好奇心跑去查看

不可以因為想知道發生什麼事情、想拍照或上傳影片到社群媒體等的荒唐理由而靠近危險，也許會因此喪命也說不定。

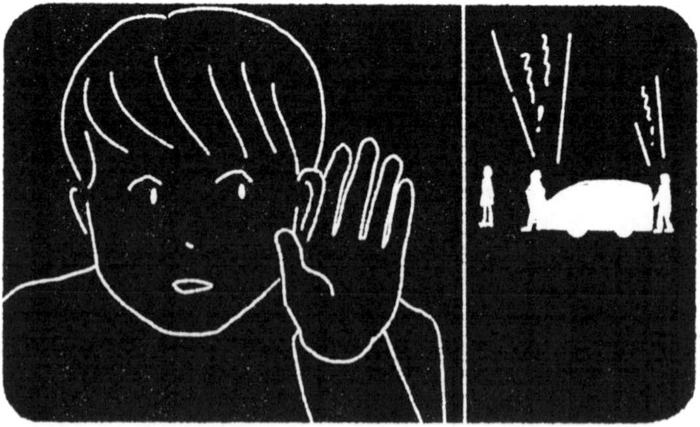

透過視覺、聽覺、嗅覺來確認危險

逃跑的同時也要準確掌握情況，所以必須調動所有的感官。除了視覺外，聽覺和嗅覺對蒐集訊息也有很大的幫助。

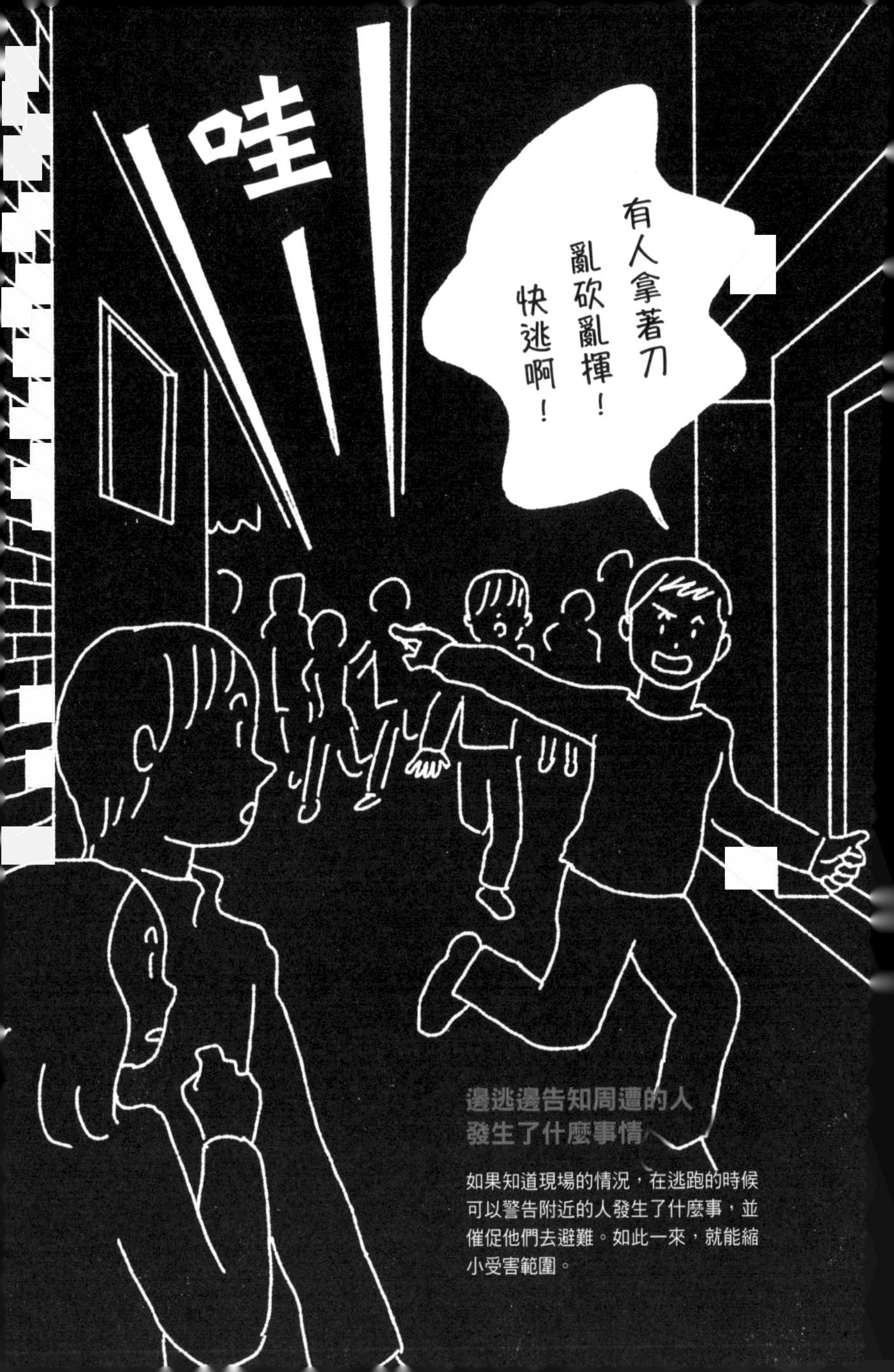

邊逃邊告知周遭的人發生了什麼事情

如果知道現場的情況，在逃跑的時候可以警告附近的人發生了什麼事，並催促他們去避難。如此一來，就能縮小受害範圍。

報警

報警的時機

講電話的時候往往會忽略對周圍的警戒，即便靠近的是犯案者也很難察覺得到。所以要在確保自身安全的情況下，才能停下來報警。此外，不關心身邊環境變化的人很容易會成為無差別殺人時的目標。

相信大家都知道在台灣遇到危險時的報案電話號是一一〇（日本也相同），無論是用手機還是有線電話撥打皆不需收費。

在日本，撥打一一〇報警後會接通到各地的勤務中心，與二十四小時待命的警方通話。對話內容會在通話過程中輸入電腦，直接傳送到執行指令的工作人員或是報警地區的警察局。無線電指揮臺的顯示器會顯示報警的內容、發生事件的所在地，並向現場附近的警車、警察局或派出所下達前往事發地點的指示。根據日本二〇二一年的警察白書，二〇二〇的反應時間（從受理報案、派警車，到警察抵達所需的時間）平均為七分五十七秒。

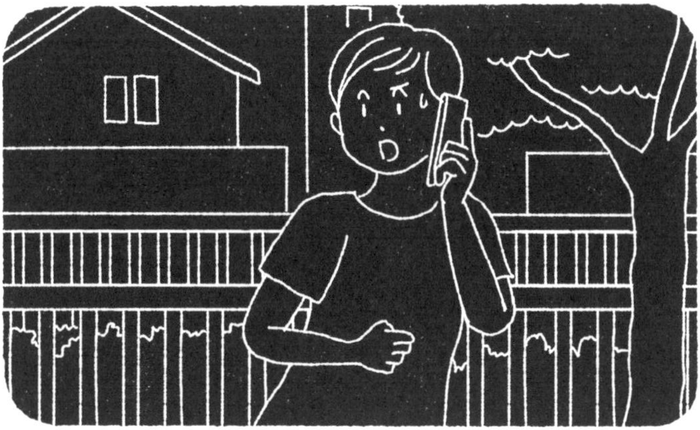

讓警察立即趕往現場的系統

日本政府將報警過程系統化，在撥打一一〇後，對話內容也會立即傳送到無線電指揮臺，讓附近的警察能迅速趕往現場。

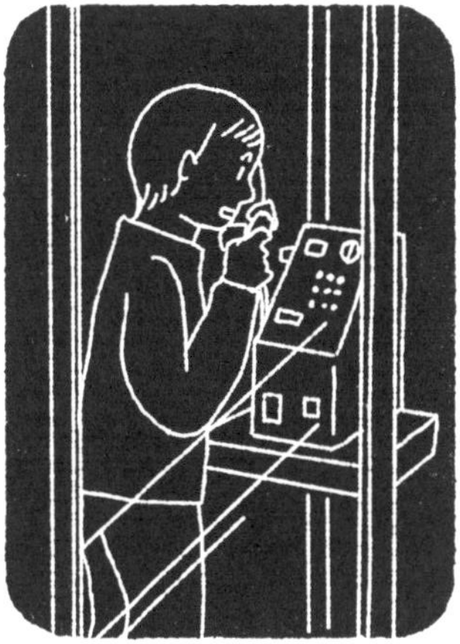

利用有線電話報警

不僅是一般的有線電話，路邊的公共電話也可以免費撥打一一〇報警。

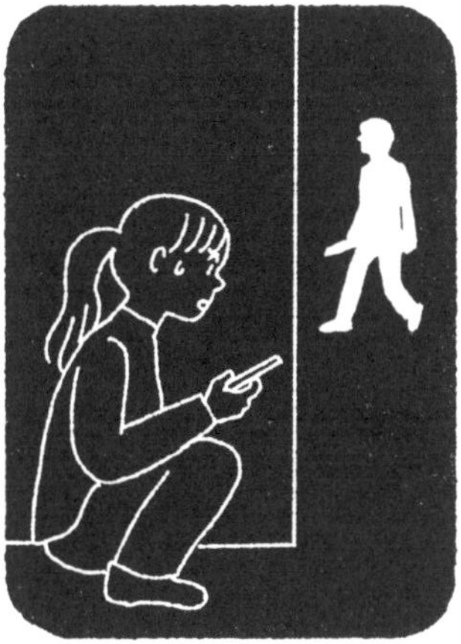

不發出聲音的報警方式

視訊報案APP可以在不說話的情況下報案，但缺點是要事前設定個資。

報警時應該提供的訊息

撥打一一〇報警時，必須快速、正確地回答接線警察的問題。通常會詢問以下六個問題：①發生什麼事、②什麼時候發生的、③在哪裡發生的、④是否有受害者或受傷的人、⑤暴徒的特徵、⑥報警者（自己）的個人資料。不要自己掛斷電話，要聽從警察的指示。如果手機打不通就向身邊的人借手機，或是用公共電話報警。

不知道在哪裡時，可以找找十字路口的路名或標誌性商店的名稱，例如「〇〇市的〇〇十字路口」或是「〇〇街的〇〇銀行」等。此外，還可以看著電線桿、交通號誌上的管理號碼，或是自動販賣機的地址來告知地點。如果是在大樓中，也要告訴警察事件發生在哪個樓層。

暴徒的特徵只要傳達可知的範圍即可，但最好要告知人數、年齡、衣服顏色、凶器種類、逃跑方向、移動手段等。同時還要盡量準確地告訴警察現場情況、有無受傷的人、受害狀況。報警後警察可能會再打電話來，手機要盡量維持可以接通的狀態。

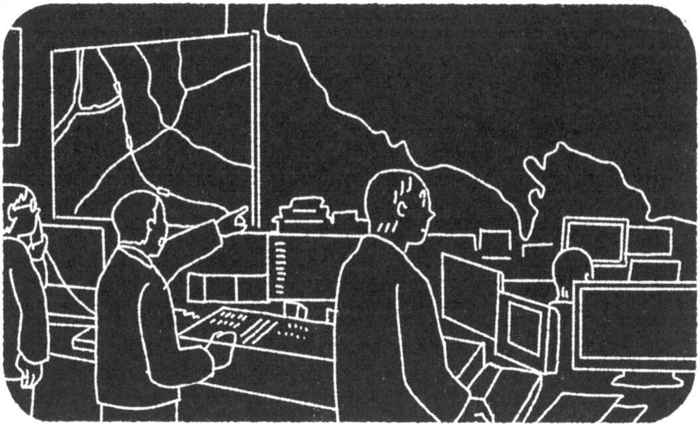

報警時應該提供哪些訊息？

報警時，警方會詢問犯罪事件的內容以及發生的時間、地點，還有暴徒的特徵、現場的情況等，要快速、準確地回答。

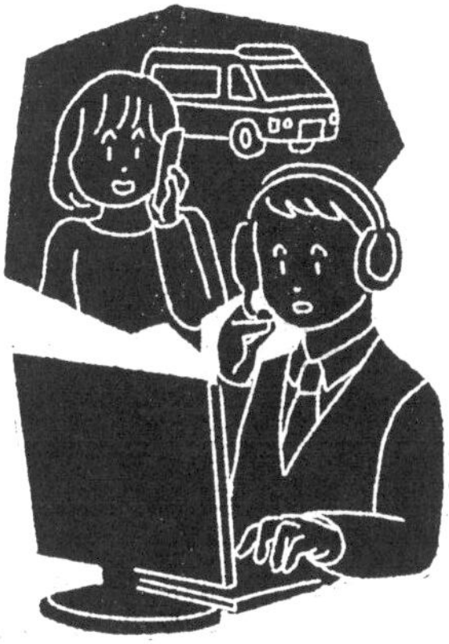

不要自己掛斷電話

報警時不要自己掛斷電話，要聽從警方的指示行動。

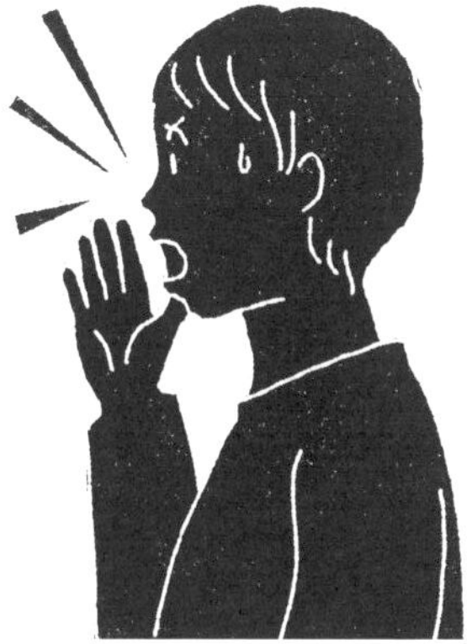

電話打不通時

打不通時，拜託周圍的人報警或是跟對方借手機。

報警會詢問的問題

- 發生什麼事
- 什麼時候發生的
- 發生的地點
- 受害的情況、是否有死傷
- 暴徒的特徵
- 報案者（自己）是誰

報警前要掌握的事項

1.造成威脅的種類

發生什麼事情、是什麼樣的犯罪行為、暴徒使用什麼凶器等。

2.是否有死傷

目前的現場狀況如何、是否有死傷、有的話是幾個人。

3.正確的地點

盡量準確地告知犯罪事件的發生地點。

4.暴徒的人數和特徵

暴徒有幾個人、年齡、性別、人種、體格和服裝等特徵。

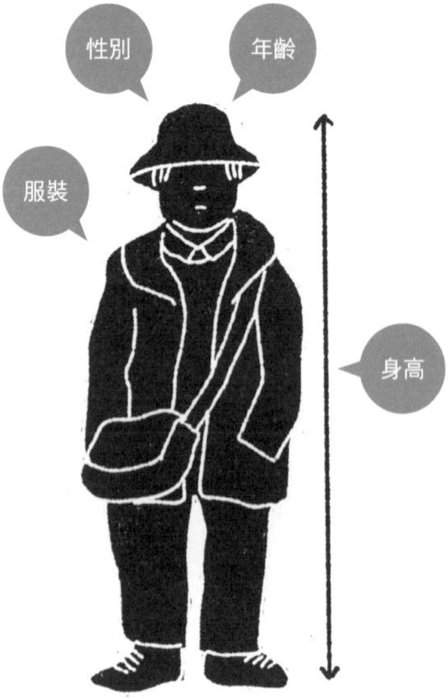

如何得知具體的位置

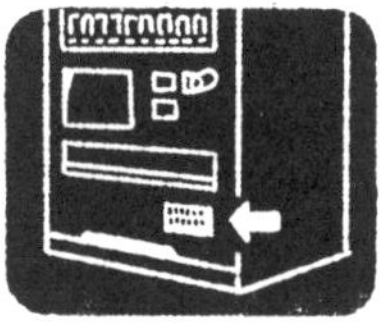

自動販賣機上的地址

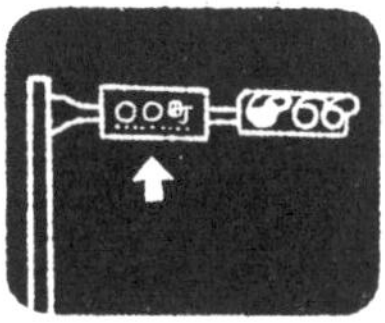

十字路口的路名

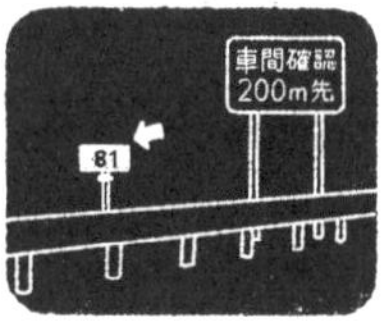

道路的里程牌

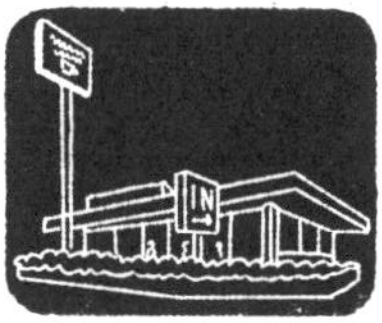

具標誌性的店面

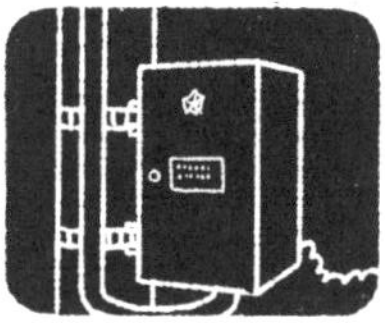

紅綠燈的管理號碼

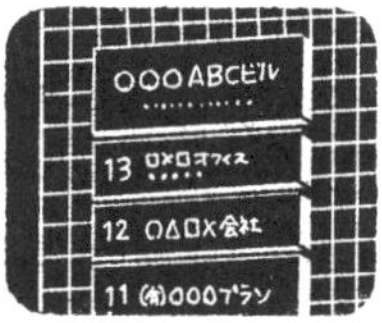

大樓名稱

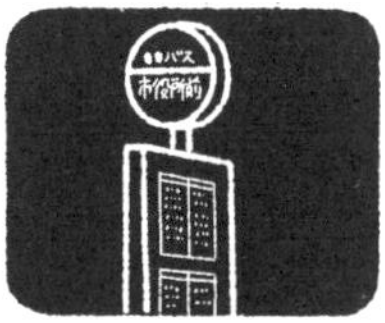

公車站的站名

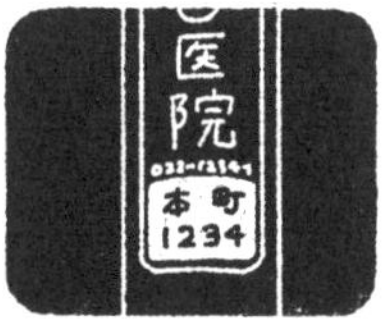

電線桿上的地址

表明現在位置的事物

可以透過紅綠燈下的箱子、道路標示牌上的管理號碼，或是電線桿上的地址得知現在的位置。平時最好養成確認這些標示的習慣。

躲藏

無法逃走時的次要選擇

遇到犯罪事件時，最佳選擇是逃離現場，不過在面對持續攻擊的犯罪者時，可能會因為各種因素而無法完全遠離，例如：體力不支跑不動，或是帶著年幼的孩子等。在這種情況下，就只能選擇另一個行動——躲藏。

藏身之處的條件是要有能擋住暴徒視線的遮擋物。而且暴徒也有可能會從旁邊擦身而過，所以有必要做好在恐懼中不發出任何聲音的覺悟。此外，如果暴徒持有槍枝那就更應該尋找可以保護自己免受子彈傷害的遮擋物。一般來說，除了牆壁和汽車引擎蓋外，其他大多能被子彈所貫穿，所以對於阻擋子彈毫無幫助。尋找有厚實混凝土或金屬遮蓋的地方，真的找不到的話至少也要能遮擋暴徒的視線。

在躲藏期間做好保護準備，有外套就穿上外套、圍上圍巾保護頸部、戴上手套並尋找可以當作武器的物品等，盡可能提高自己的防禦力。

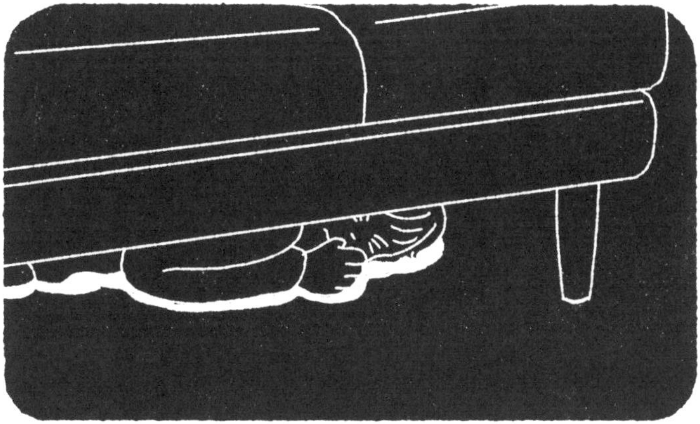

能看見暴徒就代表暴徒也能看到自己

在躲藏時，不可隨意伸出頭去查看。如果沒有全身都躲在遮擋物後面，還有部分的身體不安地扭動著，從外面看相當顯眼，所以躲藏時一定要藏住全身。

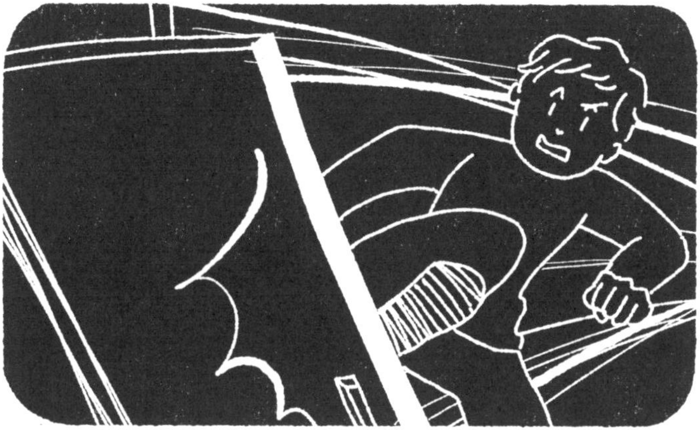

拉門輕易就能踢壞

還要注意藏身處的門。日式房屋中有許多拉門，這些拉門只要用力踢就能破壞，所以要盡量避免躲在這類型的門後面。

固守城池

當被困在無處可逃的建築物內時，另一個辦法是守在房間裡。挑選的地點最好是有可以逃跑的出口，以便暴徒闖入時能夠逃脫。

為了不讓暴徒知道自己在裡面，一定要關掉所有的聲音和燈光。將手機設為靜音模式，不要大聲說話。只在有鑰匙的情況下才鎖門。如果是往內開的門，而且有防盜鎖，也要確實上鎖。若是在住家，為了應對入侵者，也可以事前設置一間「安全室」。

使用家具等來設置路障也能達到效果。儘管無法完全阻擋住暴徒的入侵，但只要能爭取到時間，就能大幅提高生存率。重點在於讓暴徒不想多花體力和時間來破壞這個路障，有些歐美學校甚至還會在課堂中教導學生如何設置路障。另外，如果能與其他人一起設置路障的話，還能起到穩定精神的效果。

固守城池時要事先考慮到暴徒闖入時要如何應處。與躲藏時一樣，要穿上外套等減少暴露在外的皮膚面積，並確保手上握有能夠當作武器的物品。

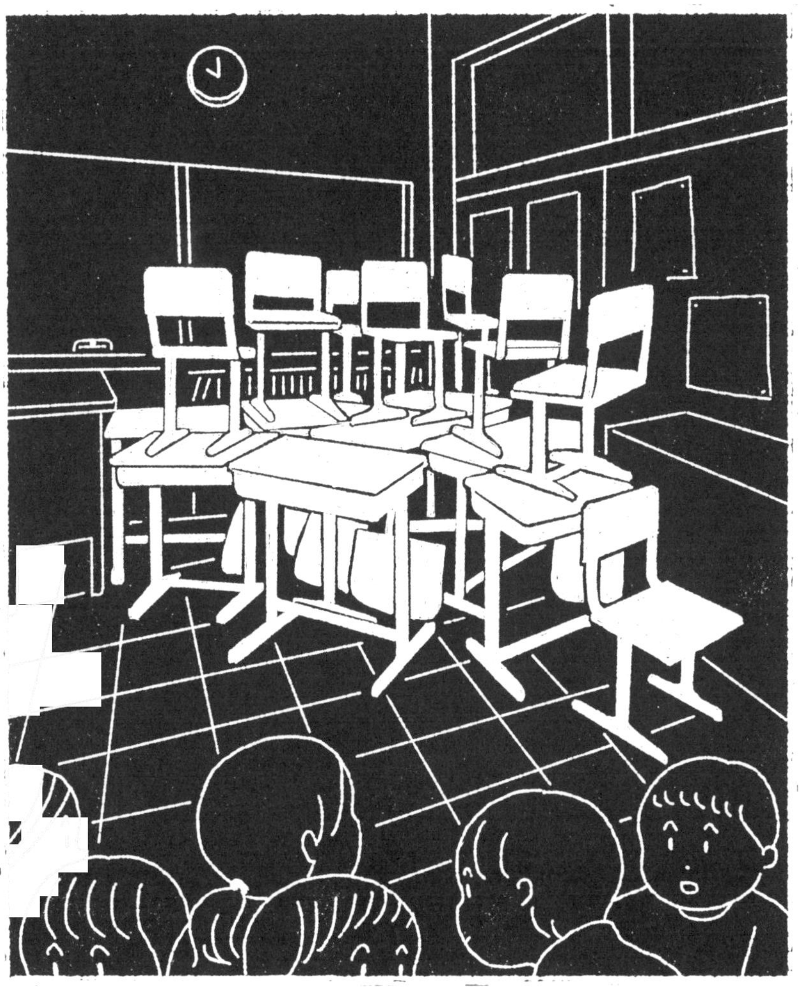

設置路障

路障可以爭取時間。只要讓暴徒覺得破壞這個路障很浪費體力和時間即可。

防禦

必須保護的部位

當自己成為暴徒的攻擊目標時，必須優先保護萬一受傷就會危及生命的部位。

以刀械攻擊為例，首先要注意的是心臟。當心臟遭到刺傷時，很可能會立即死亡。由於心臟周圍有肋骨保護，從正面刺入時，刀刃有可能不會刺到心臟，但若是從背後刺入的話，有很高的機率會直接傷害到心臟，相當危險。此外，如果刀刃刺到心臟附近的肺臟，導致肺部進血，也可能會導致窒息，進而死亡。

有大血管通過的頸部、手腕和大腿內側也是致命的部位。當動脈被切斷後，幾分鐘內就會失去意識。此外，腹部隨時都有大量的血液在流動，被刺到也會危及性命。

據悉，流失超過百分之二十的血液就會出現失血性休克的症狀，失去超過百分之三十的血液，死亡的機率就相當高了。舉例來說，一個體重七十公斤的成年男性，其血液量約為五十公升，也就是說，出血大約一千五百毫升就可能會失去性命。

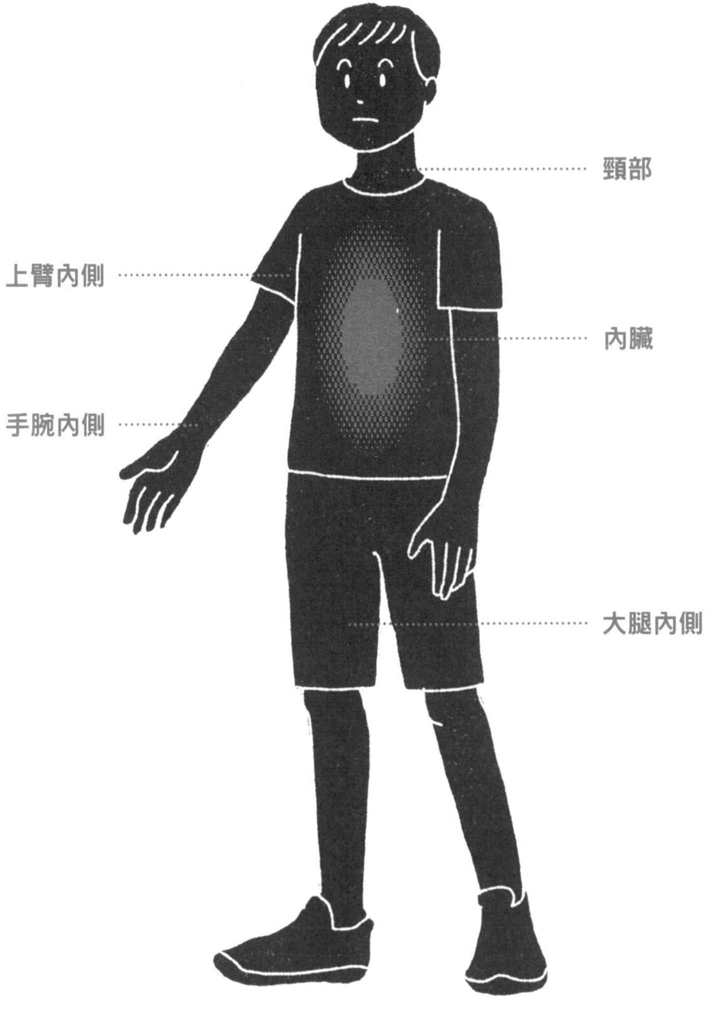

需要保護的部位

要小心保護軀幹中用以維持生命的內臟。頸部、手腕、大腿內側等有動脈分布的部位若遭到刺傷，也會造成致命傷害。

與持刀暴徒對峙時

實際站在對自己懷有殺意的人面前，心中會感受到難以衡量的恐懼。當暴徒用刀指著自己，打算進行攻擊時該怎麼辦？

可以的話，最好是逃離現場，與暴徒保持距離。但背對著暴徒逃跑，對方很有可能會從背後襲擊你。如果雙方的距離不足以逃脫的話，就只能面對暴徒進行防禦了。因此，若是發現暴徒出現猶豫不決並停止動作時，那就有時間思考下一步的行動。

真正面對持刀者後會發現，跟旁觀時不一樣，刀子會變成一個「點」，難以看清。若是一把小刀，甚至還可能看不清處對方拿著什麼。更麻煩的是，刀子可以朝上下左右、四面八方隨意揮動，很難判斷攻擊方向。槍械的攻擊方向反而更好判讀，較容易應對。

因此在面對暴徒時，要做好手臂等部位會被劃傷的覺悟；且無論如何都要避免造成致命傷。為了防止遭到攻擊，要拉開雙方之間的距離，保持刀械無法觸及的距離。持續朝旁邊移動也能達到效果，但若站在歹徒的正面或是正下方則很容易會受到攻擊，必須多加留意。

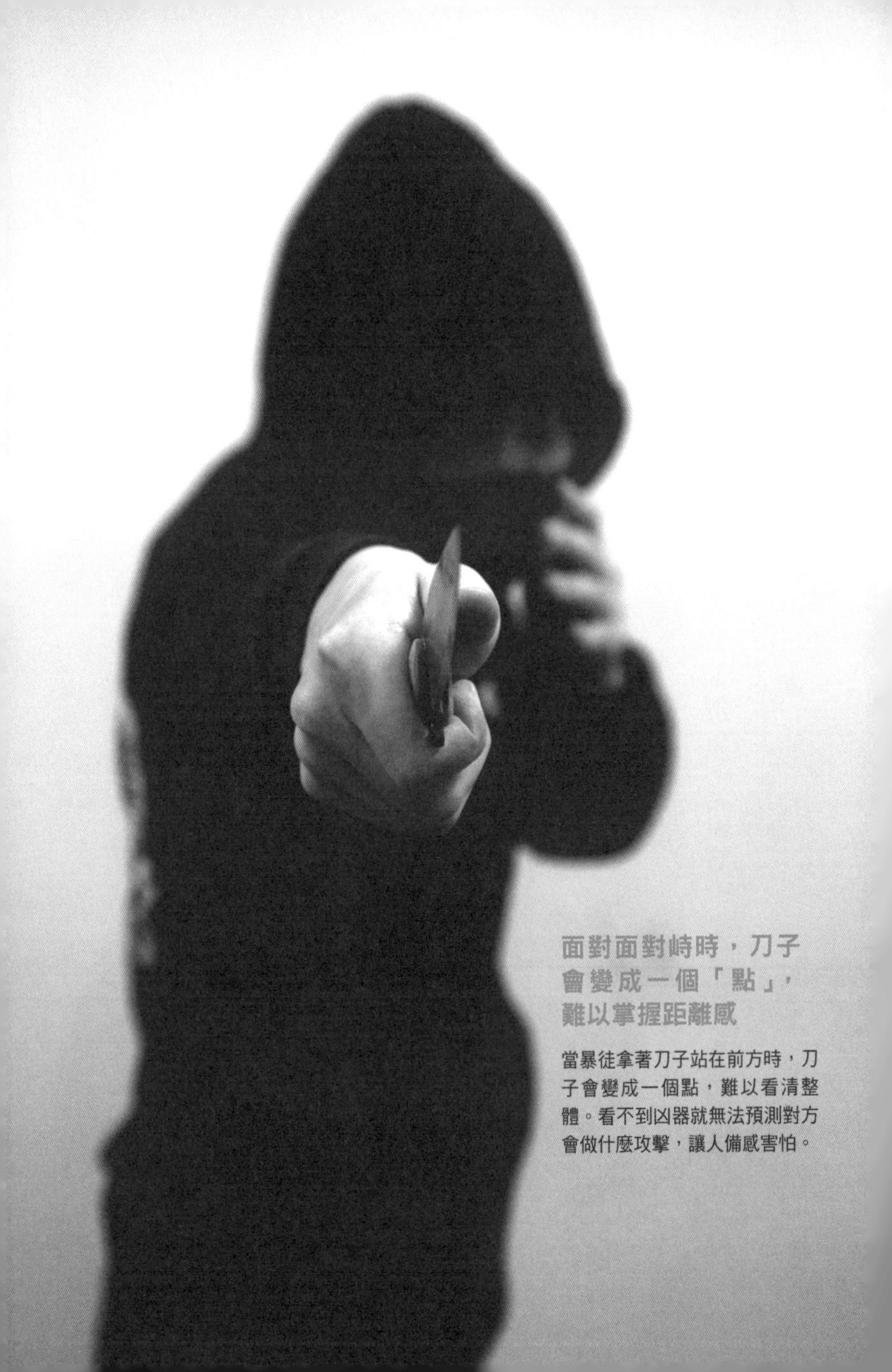

面對面對峙時，刀子會變成一個「點」，難以掌握距離感

當暴徒拿著刀子站在前方時，刀子會變成一個點，難以看清整體。看不到凶器就無法預測對方會做什麼攻擊，讓人備感害怕。

在自己與對方之間放置能作為盾的物品

遇到持刀的攻擊者時，重要的是利用能在雙方之間充當盾牌的東西來應對。什麼樣的盾牌都可以，只要讓對方難以接近自己或是妨礙對方的攻擊即可。光是將桌椅放在中間，就能使對方的攻擊難以得逞了。

如果相距的距離很近，就擅用手裡的物品，例如書本、筆記型電腦等；即便是柔軟的坐墊也比空手來得好。如果是室外，停在一旁的腳踏車、機車、汽車等都能當作盾牌。除此之外，還有許多其他選擇，例如：護欄、電線桿、垃圾桶、三角錐、廣告立牌等。總之，只要可以利用的都要多加利用。接下來要介紹的是只要有後背包或雨傘，就能在防禦上發揮很大的作用。

暴徒不會等我們準備好了才開始攻擊，所以在遇到事件後才開始環顧四周尋找可供運用的物品那就太遲了。重要的是平時就要設想到會遇到這類事件，事先模擬好有什麼物品是能夠加以運用的。尤其是在每天通勤上下學或上下班的路上，更應該清楚知道哪裡有什麼物品，並考慮到當發生事件時該如何使用。

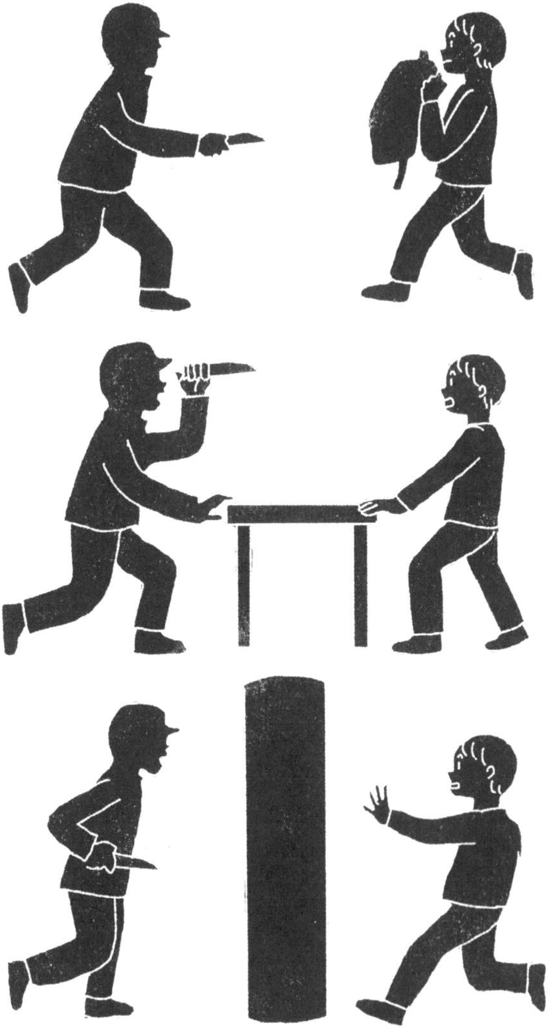

在雙方之間放一些物品

如果有人試圖攻擊自己時，要在雙方之間放上桌椅等物品。
後背包也是有助於防禦的物品。

用包包防禦

在街上遭到持刀者攻擊時，唾手可得且效果最好的就是包包了。相信應該有人會懷疑，那種東西真的有用嗎？其實只要使用方法正確，就能在防禦刀械的攻擊上發揮出顯著的效果。背包類的包包便於攜帶，使用也很上手，如果是手提類的公事包也沒問題；重點是包包裡要放有書本或筆記型電腦等堅硬的物品，以防止刀械的穿透。

使用方法是：拿起包包迎向攻擊而來的刀，像是撞上一樣，使之反彈，以避免手臂或手部遭到劃傷。從對方的角度來看，在被包包撞擊時，手部會承受到相當大的衝擊力。像是後續將介紹的「身邊可用於戰鬥的物品」，都是集防禦和攻擊為一體的應對方法。訓練時，飾演暴徒的人可能會因為受到的衝擊力而受傷，例如：手腕和手指疼痛、被拉鍊等金屬配件擊中手臂而劃傷等。

然而，這種防禦頂多只能用來爭取時間，不可能維持太長的時間。所以，如果感覺到危險時，最好在拿出包包展開防禦行動的同時大聲喊叫，引起注意。總之，在得到幫助前，必須先設法避免受到攻擊。

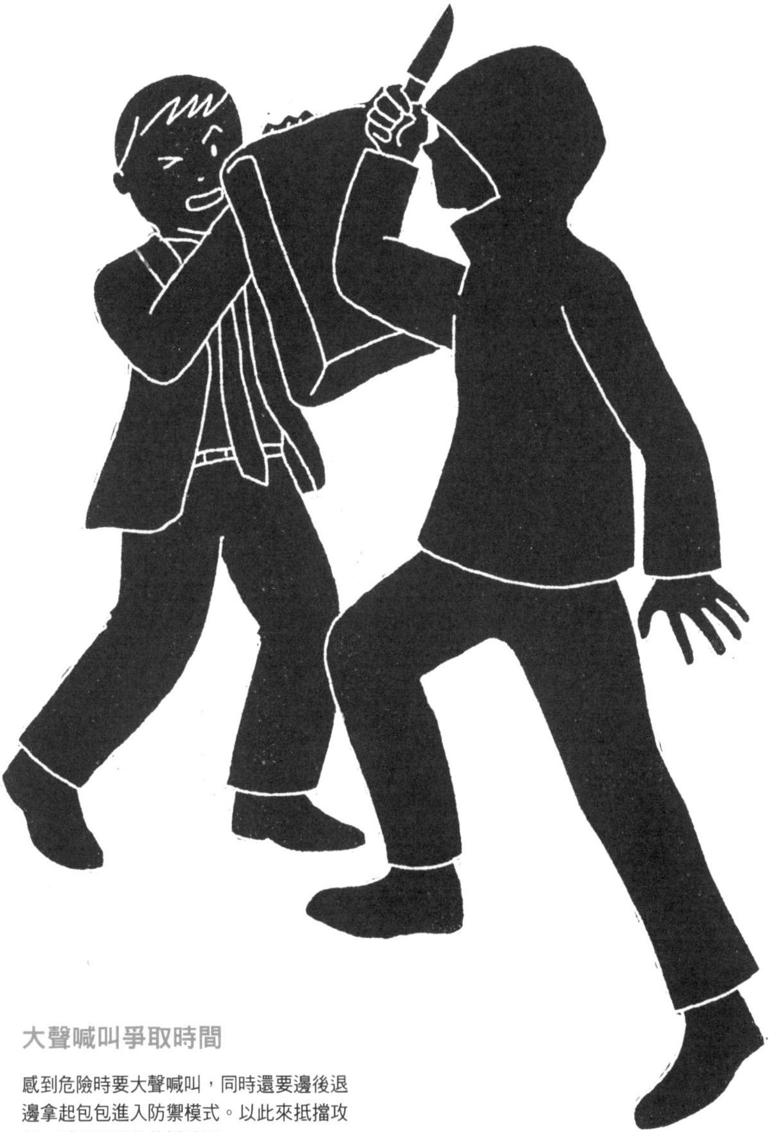

大聲喊叫爭取時間

感到危險時要大聲喊叫，同時還要邊後退邊拿起包包進入防禦模式。以此來抵擋攻擊，爭取所需的救援時間。

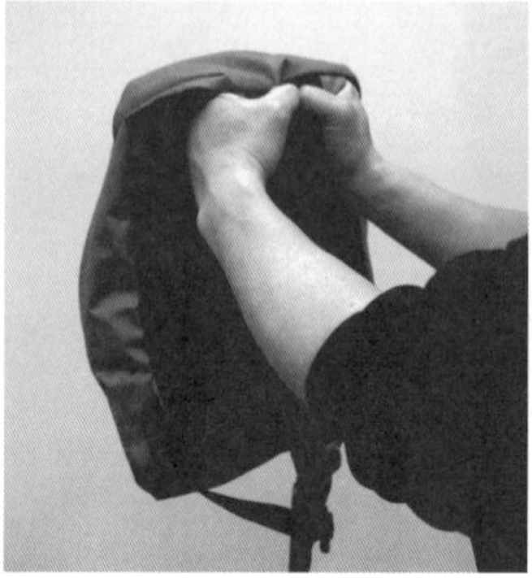

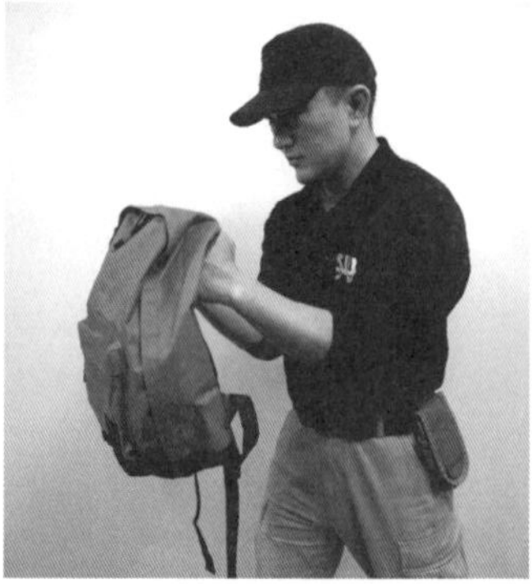

背包的拿法和姿勢

側身站立，握住背包肩帶的上方，將其固定在前方。手臂彎曲，
將背包放在靠近身體的位置，注意不要露出雙手和前臂。

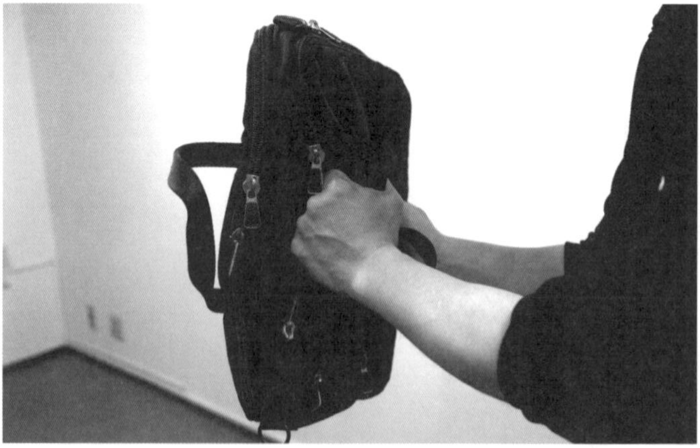

手提包的拿法和姿勢

如果因為手提包沒有地方可以拿，導致雙手和前臂露出；
這時只要將拉鍊打開，將手放在裡面即可。

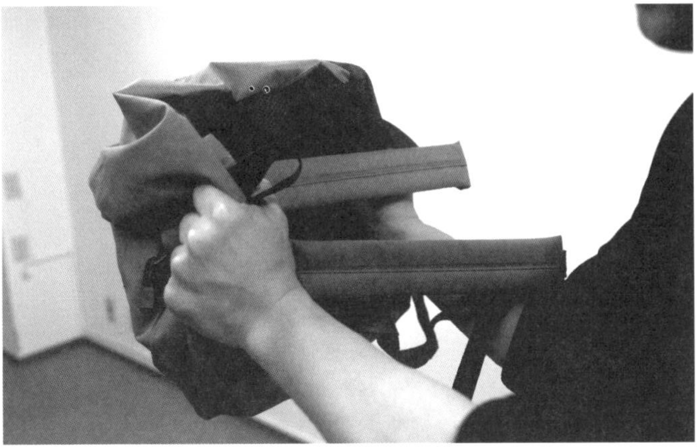

手持方法的變化①

背包也可以橫著拿著。藉由雙手緊抓包包，防止雙手暴露在對方眼裡。

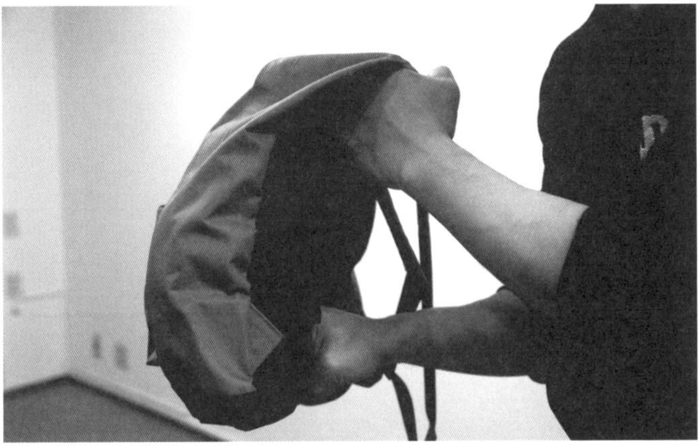

手持方法的變化②

一隻手抓住背包上方，另一隻手抓住下方，這樣可以更有力地抵擋對方的攻擊，是更具攻擊性的拿法。

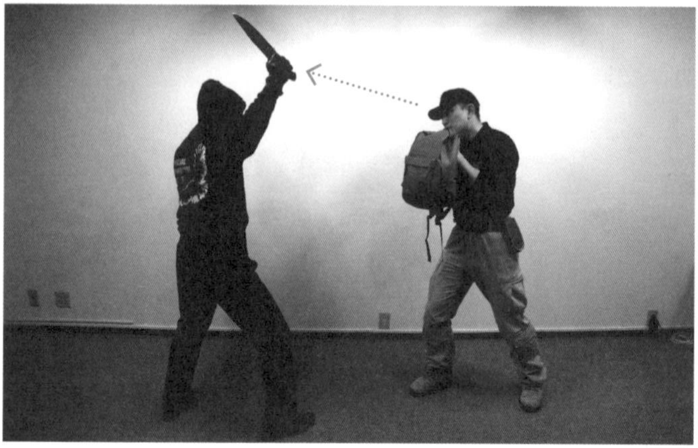

仔細觀察對方的攻擊

刀械有突刺、往下砍等攻擊模式。先觀察對方的攻擊，
確認對方會採取什麼樣的進攻方式。

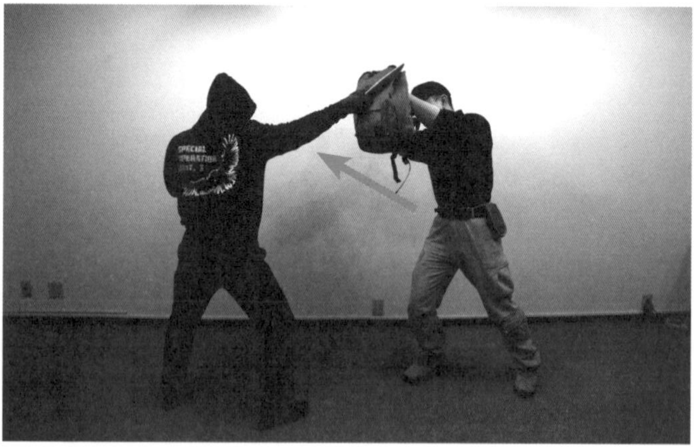

往前將包包推出去（迎擊）

當對方從上往下揮動刀子時，用力伸出手臂，用背包來撞擊刀子。
請注意，要放膽迎擊，以避免力道不足。

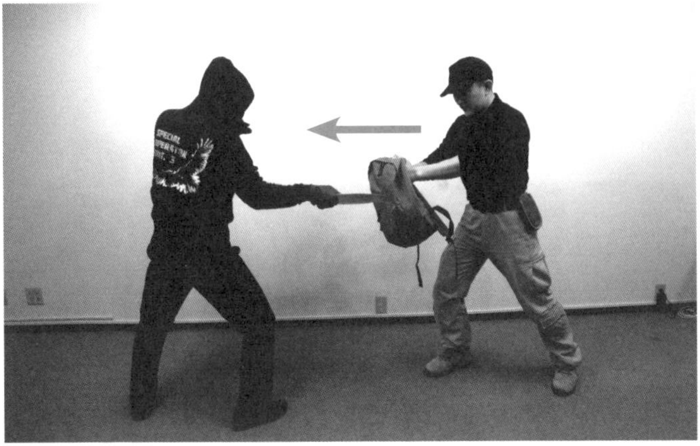

當刀子刺向自己時用背包撞擊

當對方直接將刀子往前刺時，將背包用力推出去反擊。對手的手會受到相當強烈的衝擊，有時甚至連刀子都因此脫手而出。

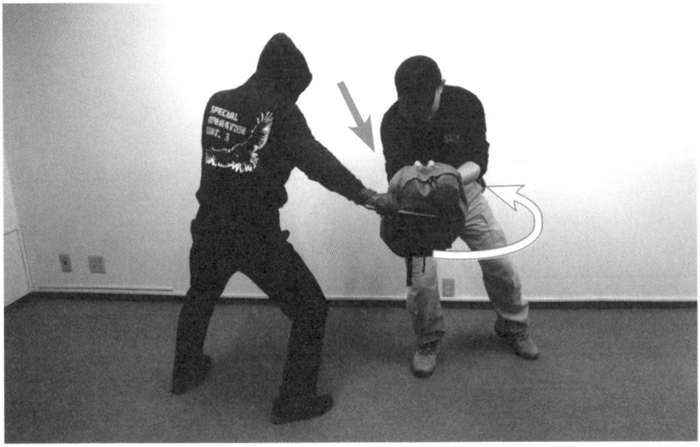

配合刀子的揮動方向

在對方從下方往上揮動刀子，或是從側面刺過來時，也要對準刀子的行經軌道，筆直地將包包推出去，以此來反擊。

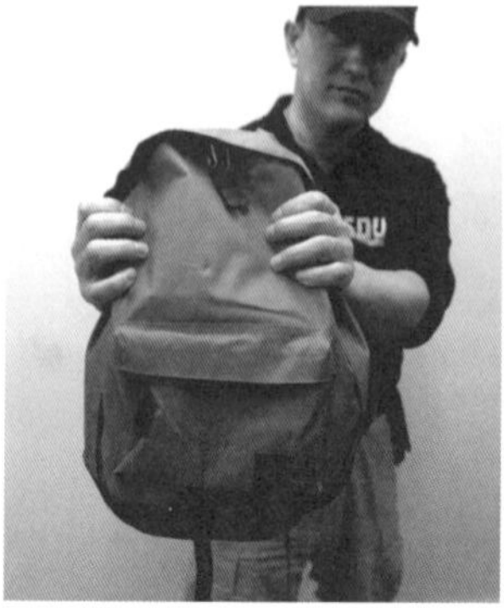

看得到雙手

對方看到露出的雙手就朝向那邊攻擊。

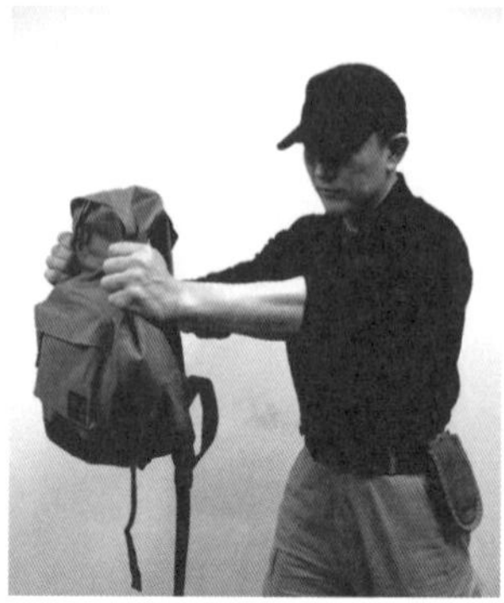

手臂伸直

手臂伸直容易讓前臂受到攻擊，且推出去的反擊力道也會減小。

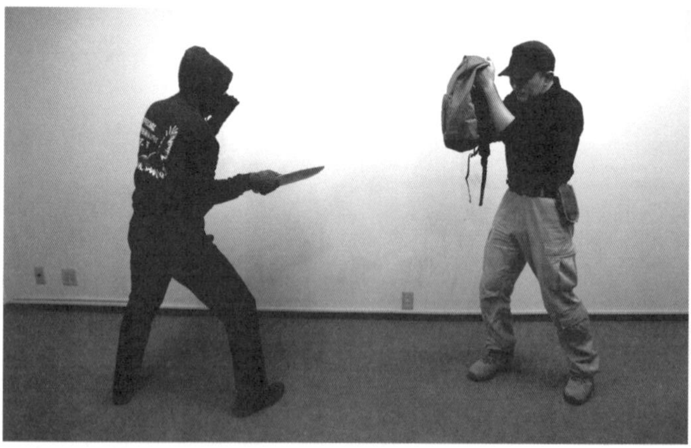

太過害怕就會無法看見對方

如果因太過害怕而用背包遮住臉，或是閉著眼睛，那就沒辦法阻擋攻擊了。
擺出毫不膽怯的姿勢，看清楚對方的刀鋒。

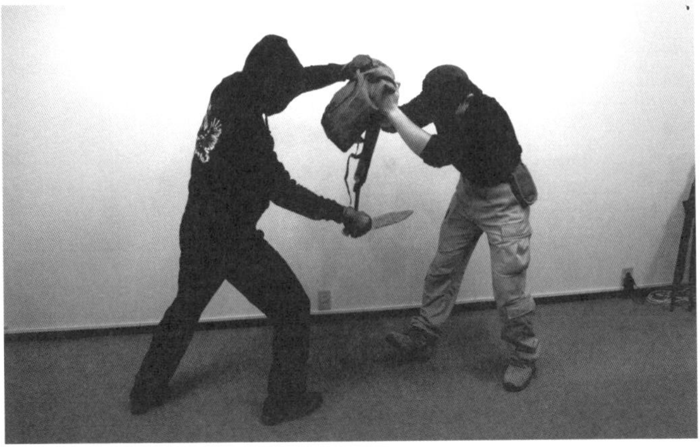

伸出雙臂時包包就會被抓住

在感到恐懼時，通常都會不自覺地伸出手臂將背包推出去。
但會讓對方有機會抓住背包進行攻擊。

危險的應對法

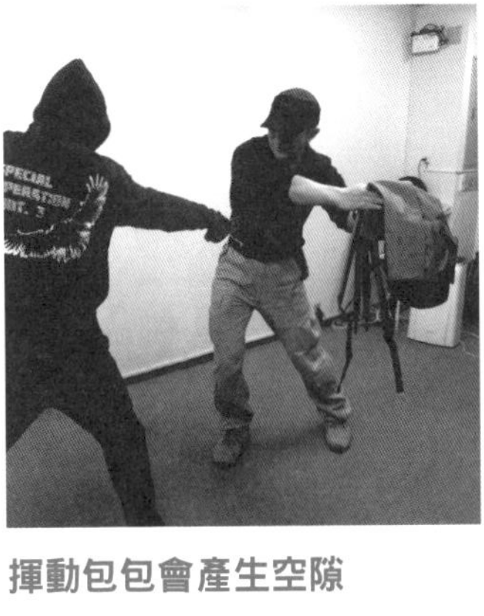

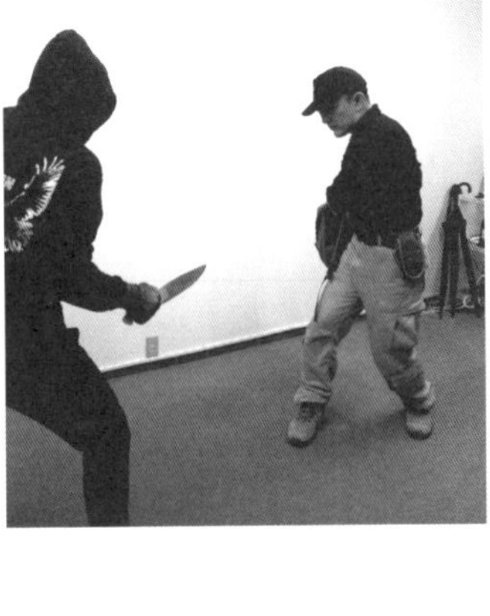

揮動包包會產生空隙

在對方打算揮動刀子時，大幅度地揮動包包很容易會受到攻擊。
要盡量縮小動作，趁對方出擊的瞬間用力伸直雙手加以阻擋。

背包裡的內容物與擺放方式

使用包包來進行防禦時，重點在於裡面放了什麼？如何擺放？平時就必須注意到這些細節。或許各位會想，真的得做到這種地步嗎？其實，只要將這些注意事項當成習慣好好培養，執行時就不會覺得困難了。

放進包包裡的物品要堅硬到可以抵擋刀刃，不會被刺穿，同時又要有足夠柔軟的物品，可以在防禦時緩和自己所受到的衝擊。堅硬的物品建議可以準備雜誌或筆記型電腦。將雜誌捲起來既可以當作棍棒來攻擊對方，在受困時還能當作燃料。柔軟的物品則可以選擇替換的衣服、毛巾、圍巾等。

一般來說，揹背包的人為了減少肩膀的負重感，都會將重物放在靠近身體的位置，但考慮到面對刀刃時為了防禦以及反彈攻擊，應該要將堅硬的重物放在最外側。放在內側的柔軟物品則能在受到衝擊時，作為緩衝。

包包內物品的擺放方式

外側放雜誌或筆記型電腦等堅硬的物品，內側則放衣服或毛巾等柔軟的物品。重點在於平時就要保持這樣的擺放方式。

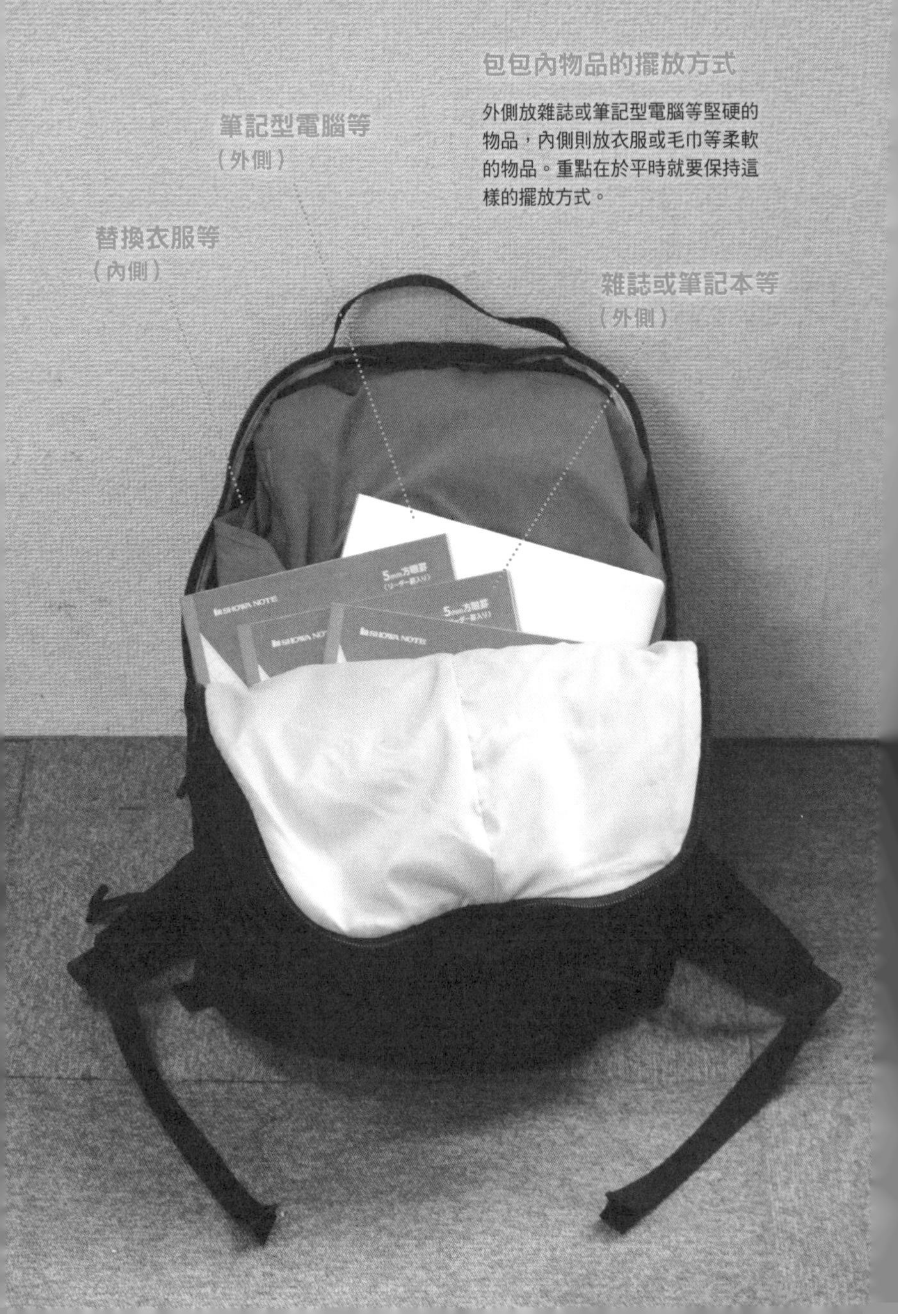

搏鬥

最後的生存手段

面對懷有殺人動機的犯罪者，當陷入無法逃跑又沒辦法躲藏的困境時，只能選擇正面與暴徒對峙了。儘管不知道最終是勝是負，但總比什麼都不做就失去性命要好得多。此外，如果家人也在場，有時還會為了保護重要之人而不得不與之一戰。

搏鬥時，哪怕時間短暫，也要稍微提高自己的防禦力；盡量減少暴露在外的皮膚，例如立起襯衫或外套的領子以保護頸動脈、穿上外套或是放下捲起的襯衫袖子等，將可能的受傷範圍縮到最小。

接著就是提高生存率，關鍵在於要在對方的第一擊中活下來。大部分的受害者都會在第一次攻擊中受到致命傷，因此，首先要拉開距離，讓刀械無法觸及。當對方持刀衝過來時，要稍微側身躲避；直接站在原地試圖用雙手擋住刀子，或是往正後方躲避，對方的攻擊很可能就會成功。

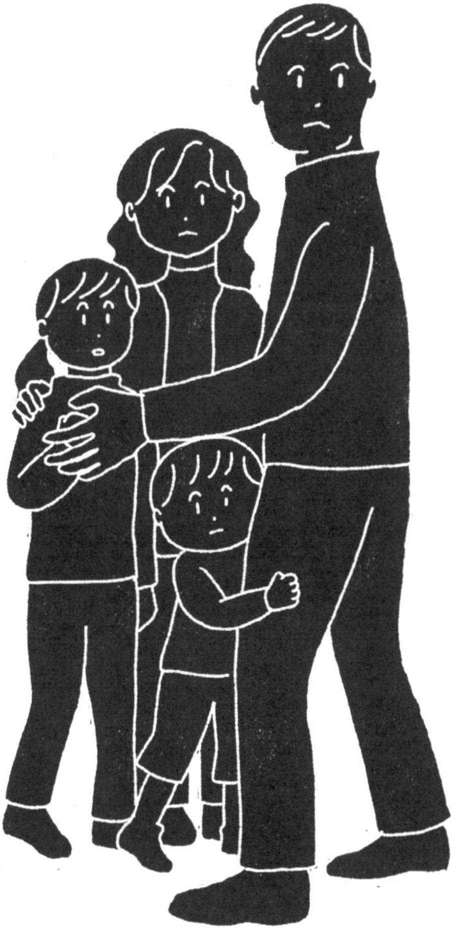

搏鬥是最後的選擇

為了生存只能正面迎戰了，但與持刀的暴徒搏鬥很難全身而退。
搏鬥只是最後的手段，必須優先考慮逃跑或躲藏。

最好多人一起應對不要獨自面對

與持刀暴徒一對一搏鬥，無論如何都會讓自己處於不利的狀況。從暴徒的角度來看，當對手是一個人時，很容易就能縮小攻擊目標，且持有武器更是佔盡優勢，就算是採取更強硬的行動也不會有問題。因此，應該避免讓暴徒掌握主動權。

因此，最佳的方法就是大聲喊叫，請求幫助，讓大家一起應對。清楚、大聲地向周圍的人表示對方拿著刀，需要有人來幫忙，並等待幫助的人出現。在此期間也不要將視線從暴徒身上移開，必須緊盯著對方，觀察他會採取什麼樣的行動。畢竟大聲喊叫很有可能會刺激到暴徒，使他為了阻止你繼續發出聲音而展開攻擊。

暴徒也許會在被多人包圍的情況下稍微冷靜下來，也可能會覺得自己處於劣勢而停止攻擊，試圖逃走。如果能威嚇到暴徒，使其喪失攻擊他人的想法，就代表已經脫離眼前的危機了。

多人一起應對、將暴徒圍在中間，不僅能有效提高暴徒縮小攻擊目標的難度，在心理上也會讓暴徒感到被逼到走投無路的境地。不過，在不利的情況下、陷入無處可逃的狀

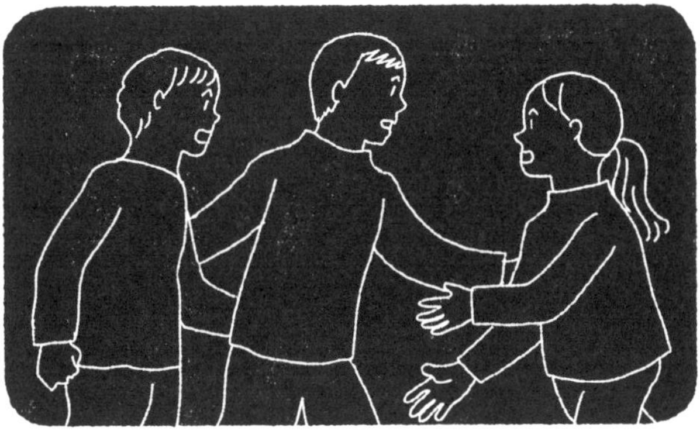

多人一起應對更有利

對付暴徒時，多人一起應對會更有利。兩個人比一個人有優勢，對暴徒來說，三個人又比兩個人更難鎖定攻擊的目標，且在防禦上也更加困難。

態時，暴徒可能會在絕望下發起攻勢，所以還是必須提高警覺。

當暴徒處於興奮的狀態時，是不會因為受到一點攻擊就退縮的。要是服用了藥物，那麼即便中了幾顆子彈，暴徒也會毫不停頓地衝了過來。遇到這種情況，即使有再多的人恐怕也很難有效控制住他，或是制伏他。另外，讓暴徒逃走或許會導致其他地方的人再次受到襲擊，但若考慮到家人和自己的安全，有可能的話還是應該設法讓暴徒逃走。但如果暴徒不僅不想逃，反而變得更加凶殘，那就應該拿起所有可以當作武器的物品，毫不猶豫地進行反擊。

做好心理準備

做好心理準備指的是無論是自己受傷還是傷害到對方，都要做好搏鬥到底的準備。與試圖奪人性命的暴徒搏鬥並生存下來，就必須抱持著一定要贏的心態。

面對在大街上揮舞刀子、意圖傷害他人的暴徒，即便跟他們講道理，他們也不會停止攻擊。畢竟如果一開始就能理解這些道理，也就不會做出這種事情了。這些暴徒不會依照一般的基準來思考，如：常識、善惡、得失等。面對這樣的人，不用講任何情面。

與人拚死搏鬥時，「誰善誰惡」與勝負是毫無關係的。並不會像電視劇一樣，正義的一方總會獲得勝利，也無法毫髮無傷地全身而退。因此，既然已經下定決心要戰鬥了，那麼無論使用多麼卑鄙的手段，都要取得勝利。為什麼會遇到這種事？為什麼這個人會做這種事？這些疑問和迷惘對戰鬥一點幫助也沒有，反而會造成妨礙，所以要拋開這些想法，專注於眼前的戰鬥。

此外，大部分的人都不習慣傷害他人。當這些人在面對暴徒時，也許還會猶豫是不是要攻擊對方的要害。這裡希望大家記住，這樣的想法可能會使自己陷入致命的危險中。

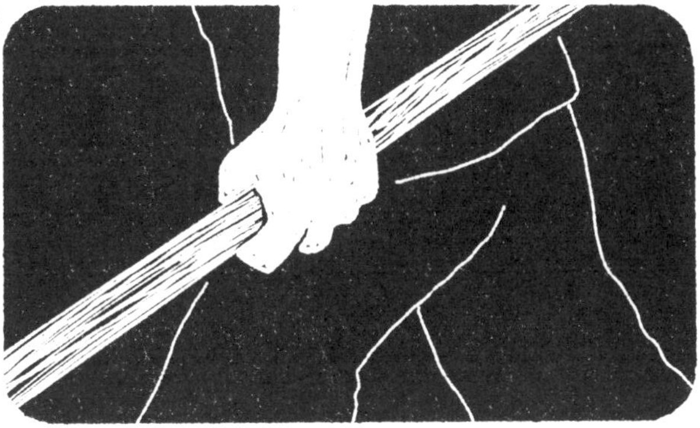

沒有做好覺悟就無法取勝

在面對打算奪取他人性命的人時，抱持著猶疑不定的心態，只會失去性命。
在決定戰鬥後，就必須毫不留情地攻擊對方。

對方或許會因為自己的攻擊而受到很大的傷害，說不定以後還會因為自己的過度防衛而被問罪。不過，即使對方已經倒下，也不可以放鬆警戒，必須用盡全力地攻擊。如果沒有這種覺悟，就無法取勝，進而導致自己或是身邊的人失去性命。

關於這個行動是否正確，只能事後再判斷了。為了避免在緊要關頭感到迷惘，平時就要思考當自己或家人即將受到傷害時，該採取什麼樣的行動。

看清楚刀子（凶器）的動向

並採取應對措施

赤手空拳面對持刀暴徒時，不可能毫髮無傷，即使是有格鬥經驗的人或身經百戰的士兵也是如此；重點在於不要讓自己受到致命傷。為了防止頸部動脈被割傷，或是腹部、胸部遭刺，要採取側身姿勢，縮小對方的可攻擊範圍，並抬起雙手保護頸動脈。有背包的話，也可以揹在前方保護腹部。另一個重點是動作要緊湊，避免出現空隙。

刀械能做出的攻擊有刺擊和揮砍，要說哪一種的殺傷力較高，刺擊應該更勝一籌。觀察刀械的使用方式可以大概掌握暴徒的內心想法。揮刀代表是想保護自己，但如果是拿著刀刺向目標，那就表示他想置對方於死地。

辨別刀械攻擊動向的訣竅是，用「線」的概念捕捉刀子的軌跡。這會更容易地預測暴徒的動作，便於應對。若是站在暴徒的正對面，刀子看起來會像一個「點」，所以要稍微側身站立，這樣也有助於防禦。

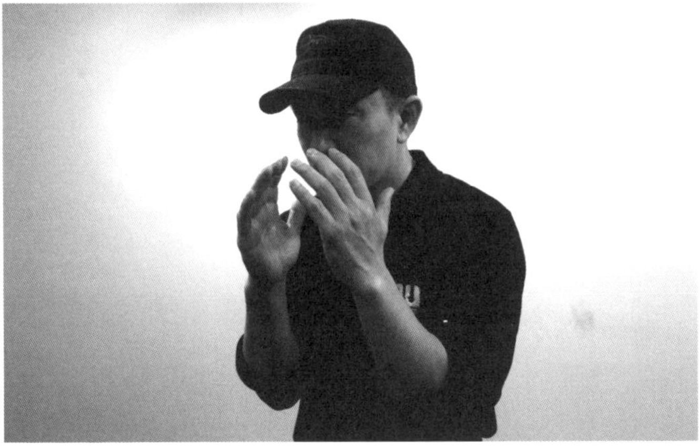

保護頸動脈的姿勢

赤手空拳面對暴徒時，要做好手臂等部位會受傷的準備，並堅守要害。
收緊腋下、雙手放在臉部前方，擺出保護頸動脈的姿勢。

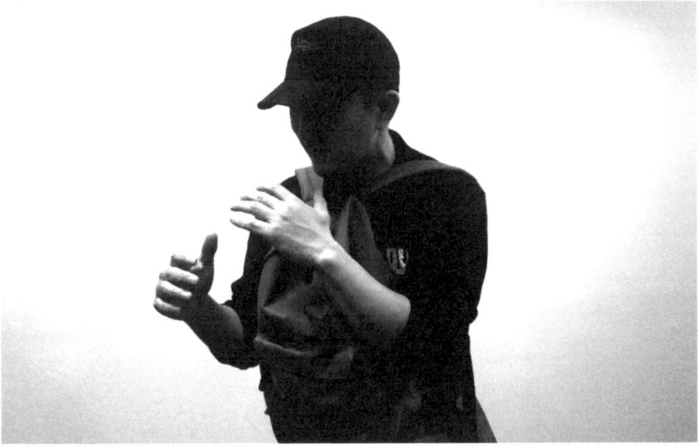

搏鬥前要盡量提高防禦力

如果有揹背包，可以揹在前方，防止腹部或胸部受到攻擊。
將外套拉鍊拉到最上面也是保護頸部的一種方法。

身邊可以用來搏鬥的物品

赤手空拳對抗持刀者會處於極度不利的劣勢，要盡快拿起武器來對抗。不過，一般人平時並不會隨身攜帶武器，所以必須將身邊的物品當作武器來使用。

事實上，我們的生活周遭有許多可以當作武器的物品。例如：常見的折疊椅就可以當作堅實的武器，如果有雨傘，也許還能制伏對方。路邊的塑膠垃圾桶蓋和餐廳旁的啤酒籃等，都可以成為強而有力的武器。以下我將詳細介紹這些物品的運用方式，還請各位多加參考。

當然，除了這裡舉的例子外，還有許多可以用於搏鬥的物品。希望各位可以在住家、職場、通勤的路上等，仔細觀察，找出適合的物品。

最重要的是這些物品必須能在緊急情況下立即使用。暴徒可不會等我們找到或拿到武器後才開始攻擊的。所以，無論人在哪裡都能馬上取得，這點才是關鍵。而且，平時就要盡可能地想像要如何將其運用在實戰中。

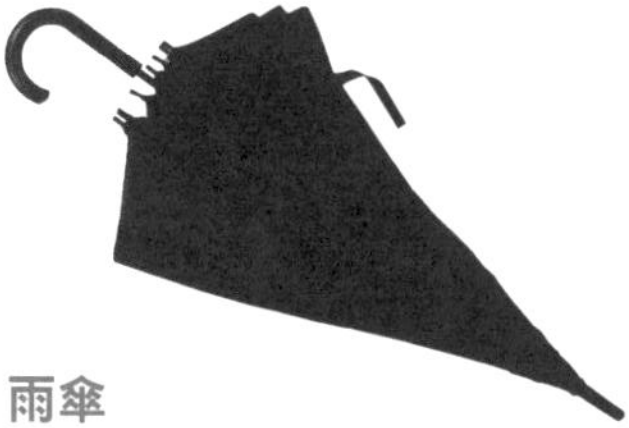

雨傘

如果是下雨天，雨傘也可以派上用場。將尖端指向對方進行威嚇，或是刺向對方的臉。

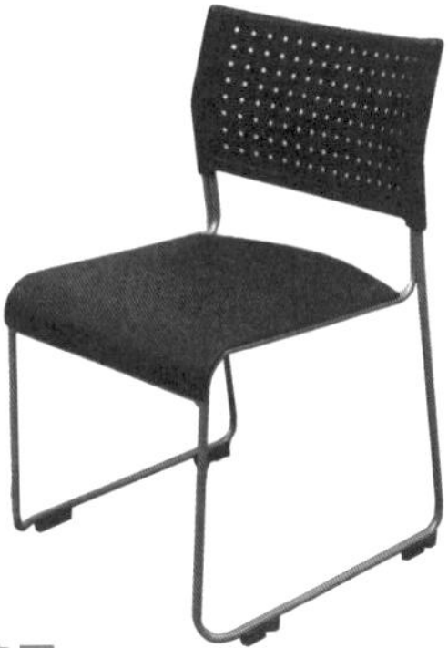

椅子

只要是可以舉得起來的椅子都可以。尤其是摺疊椅，根據使用的方式可以成為強大的武器。

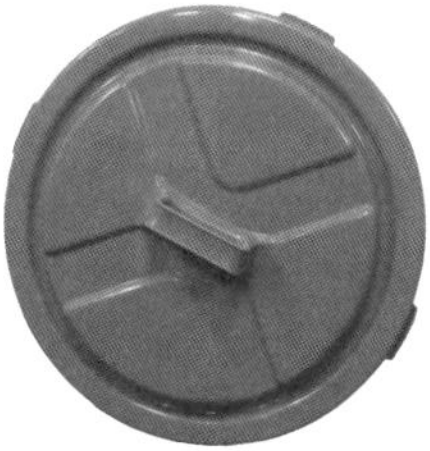

塑膠垃圾桶蓋

這類物品也能幫得上忙。因為是堅固的塑膠製品可以反彈刀刃。

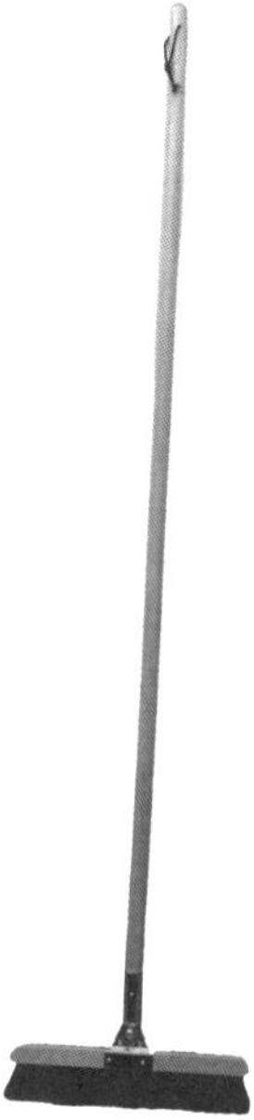

拖把等

可將握柄戳向對方，或是攻擊持刀的那隻手，也可以將刷頭壓在對方的臉上。

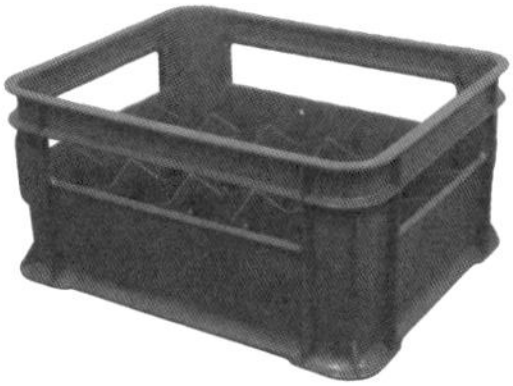

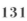

啤酒籃

是非常優秀的武器，只要使用得當，甚至可以打斷對方的手臂。

用椅子制伏對方

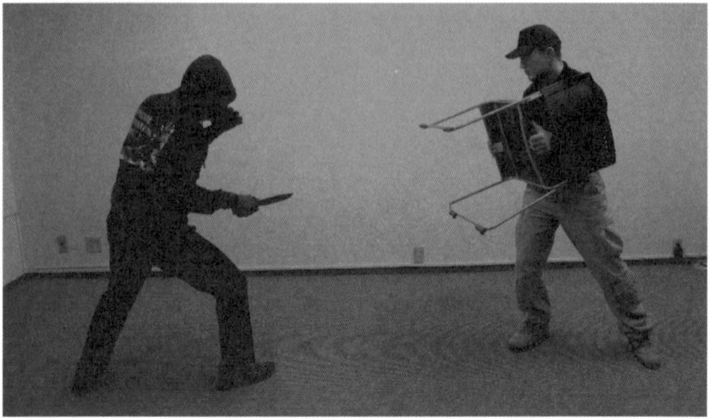

拿法、姿勢

拿著椅子的座墊將椅腳朝向對方。將椅子拿在臉部前面，
會看不見對方的動作，所以要拿在可以保護身體的位置。

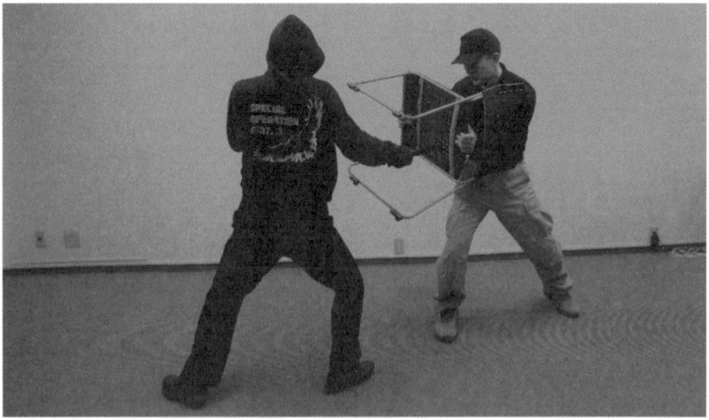

用座椅撞擊

當對方拿著刀刺過來時，就用座椅的部分往刀子撞，此衝擊有機會
可以將刀子撞飛。注意，腰部不要往後彎。

應對來自側面的攻擊

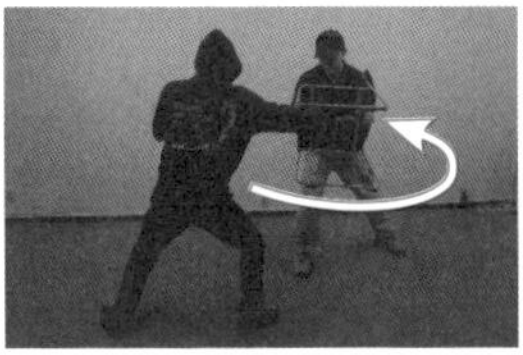

轉變座椅的方向來應對

預測刀子的揮動軌道，將椅子往前撞擊。

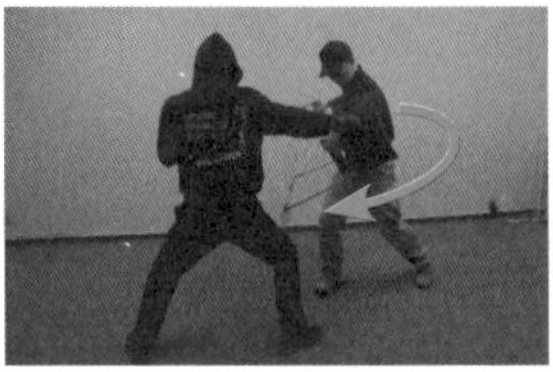

用椅背防禦

若有椅背，則可用椅背來防禦來自側面的攻擊。

椅子被抓住時

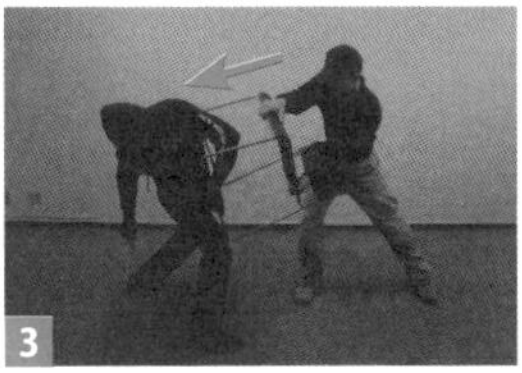

距離太近會被抓住

盡量保持椅子不會被抓到的距離。

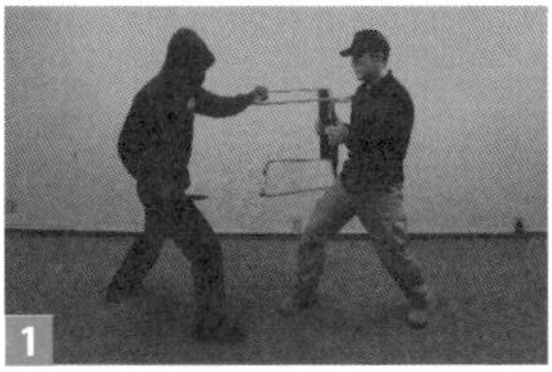

直接扭轉椅子

如果椅子被抓住，就直接扭轉椅子，使之旋轉。

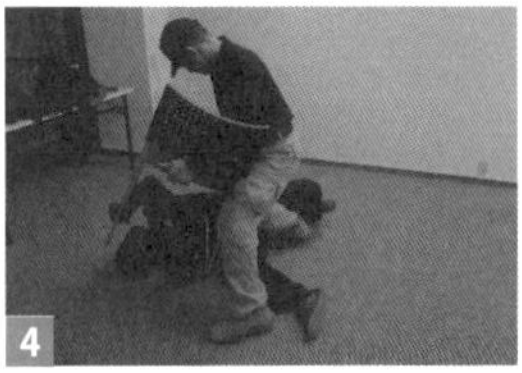

也要加上推力

在扭轉椅子的同時用力推，使對方失去平衡。

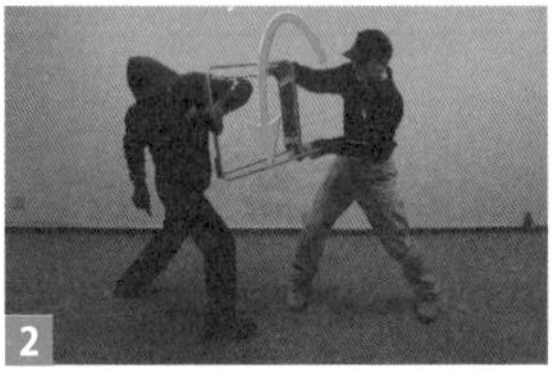

推倒後壓制

推倒對方後，就用椅腳壓住對方的手或戳他的臉。

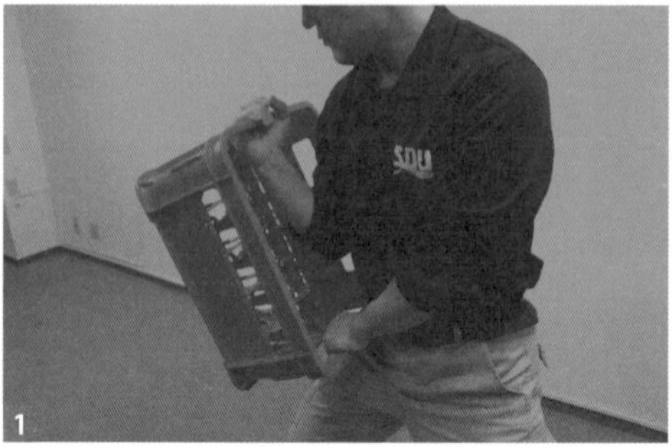

拿法、姿勢

反手握住啤酒籃上方的框架，下方的手則是往下壓，使姿勢穩定。

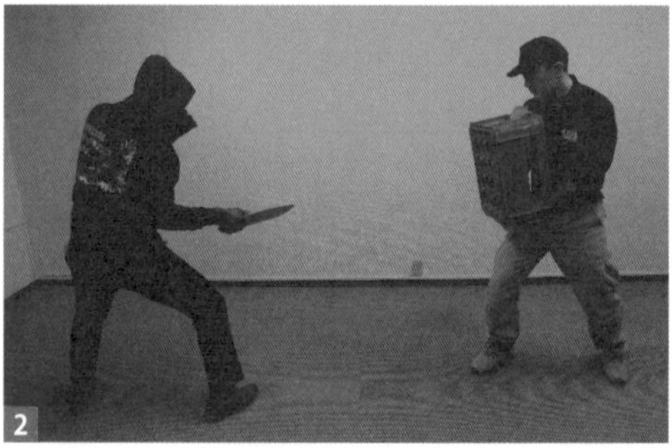

保持適當的距離

靠得太近啤酒籃會被揮開，所以要保持距離。

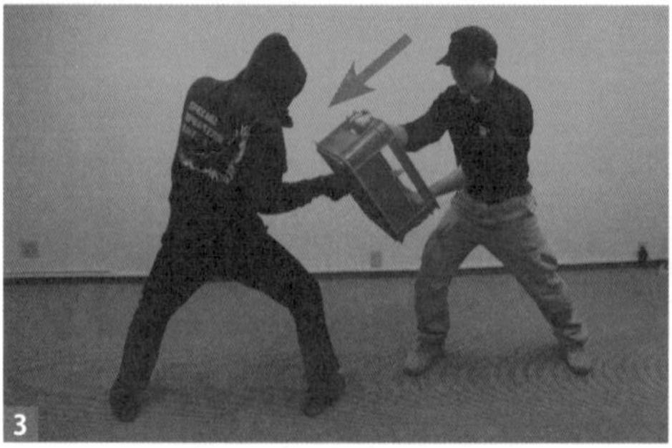

用底部的洞來阻止對方

當對方拿刀刺過來時，將啤酒籃往前推，用底部的孔洞擋住刀子。

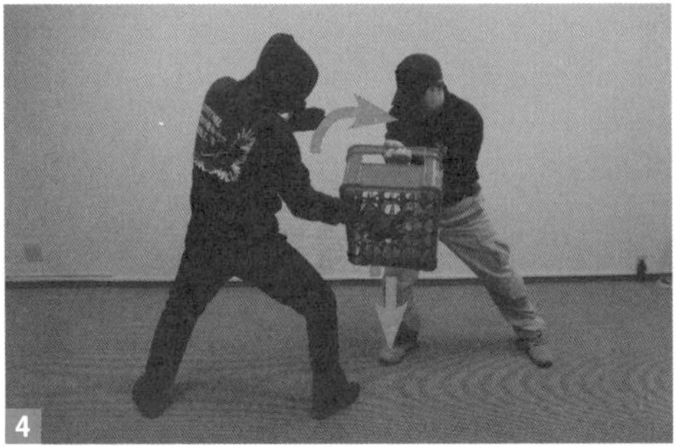

邊前推邊扭轉

在扭轉的同時將籃子往前推，這會讓對方感受到劇痛。

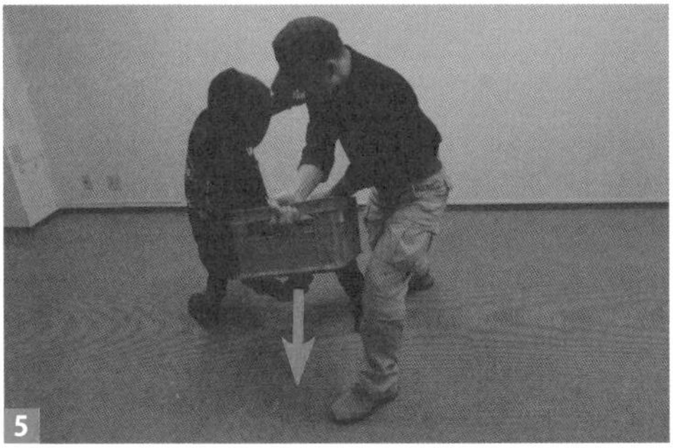

進一步壓向對方

一邊扭轉對方的手一邊壓向對方，使對方摔倒。

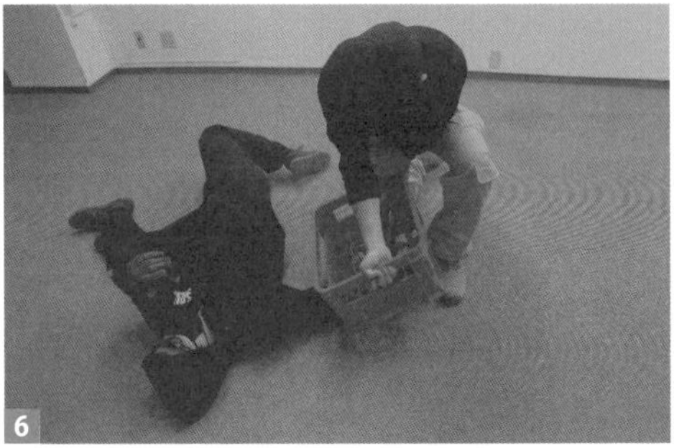

壓住對方的手

對方摔倒後直接壓住持刀的那隻手，要毫不留情地用力壓。

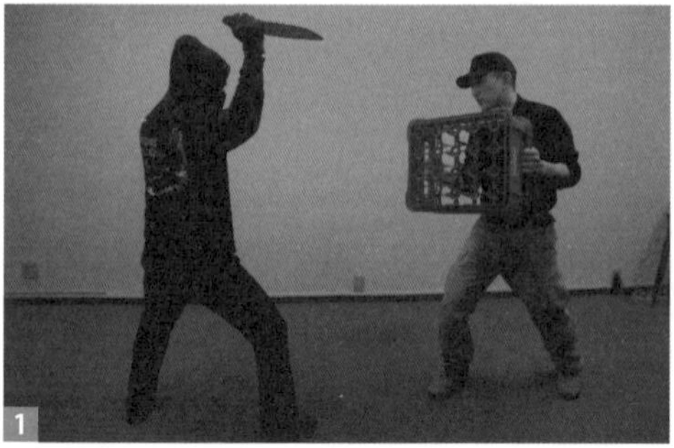

1

防備攻擊

有時對方會反手拿著刀刺過來。要仔細觀察刀子的動向。

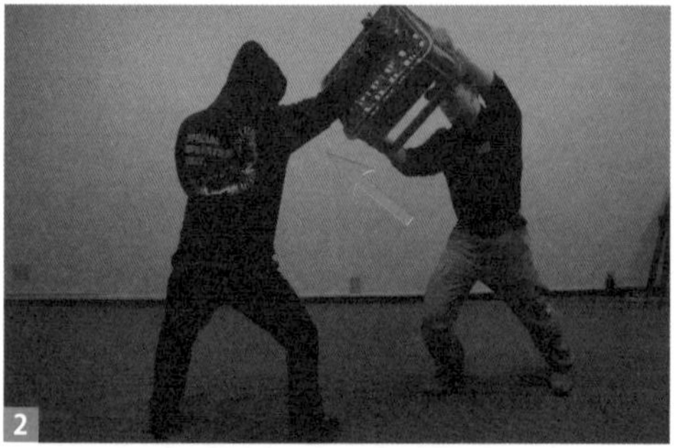

2

阻擋攻擊

抓住對方刺過來的時間，用力將籃子推過去，以底下的孔洞來阻擋刀子。

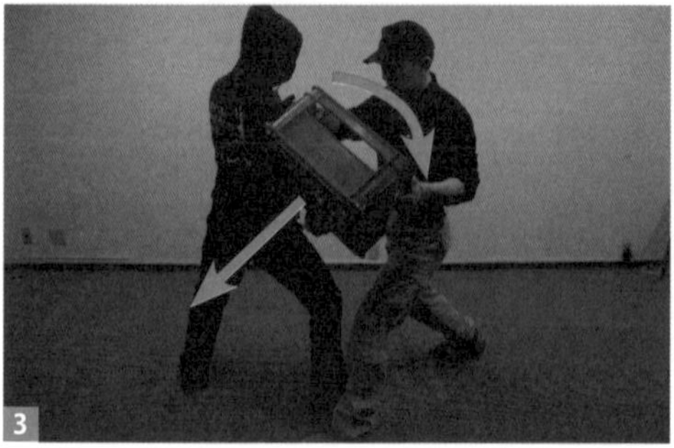

3

邊扭轉邊推壓

在扭轉的同時往前踏，推壓啤酒籃，藉此推倒對方。

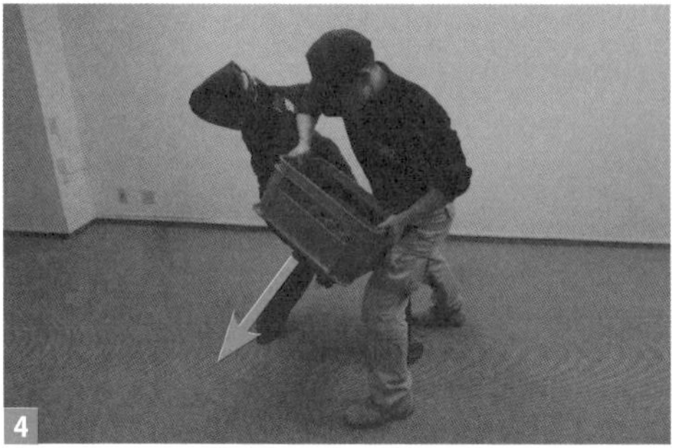

進一步推壓

扭轉籃子後，不僅刀子無法拔出，手也會跟著扭轉，就這樣直接將對方往下壓。

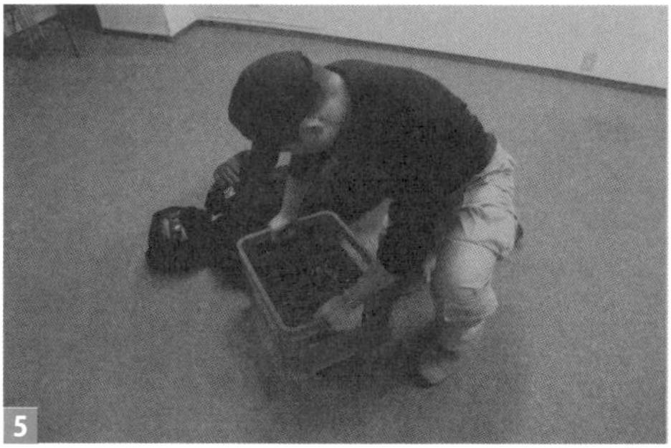

壓住手和刀械

在對方摔倒後，將體重放在啤酒籃上，用底部的部分將對方的手和刀械用力壓在地上。

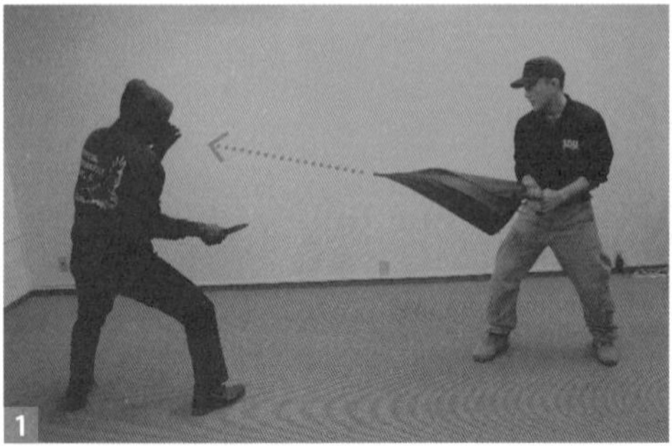

用前端指著對方進行威嚇

呈側身站姿，用雨傘的前端指著對方的臉進行威嚇，盡量不要靠對方太近。

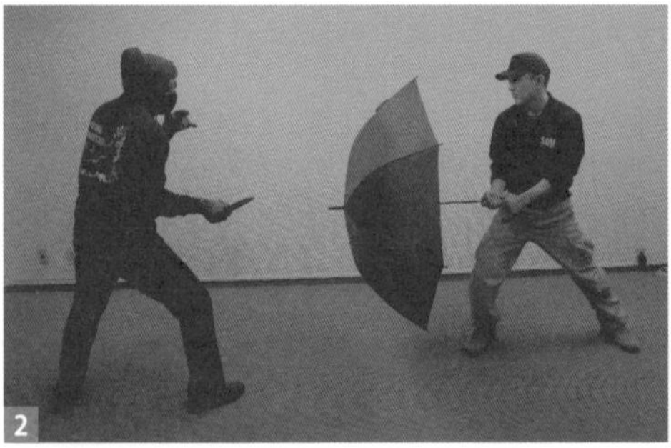

打開傘在之間造出空間

打開傘、用前端威嚇對方。拿傘的高度不可過高，要可以看見對方的動作。

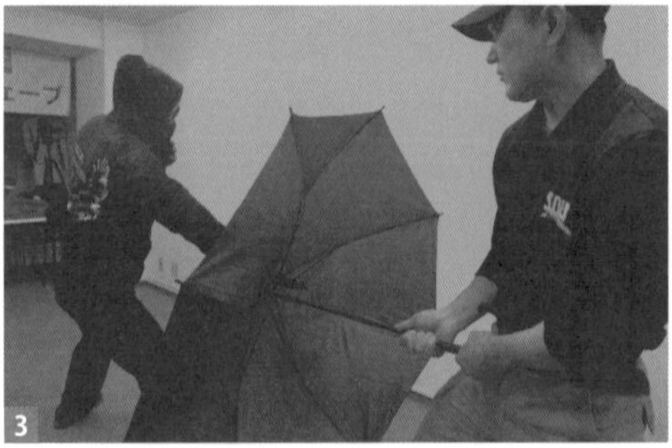

當對方進行攻擊時

在對方拿著刀子刺過來或砍過來時，用打開的傘來抵擋。

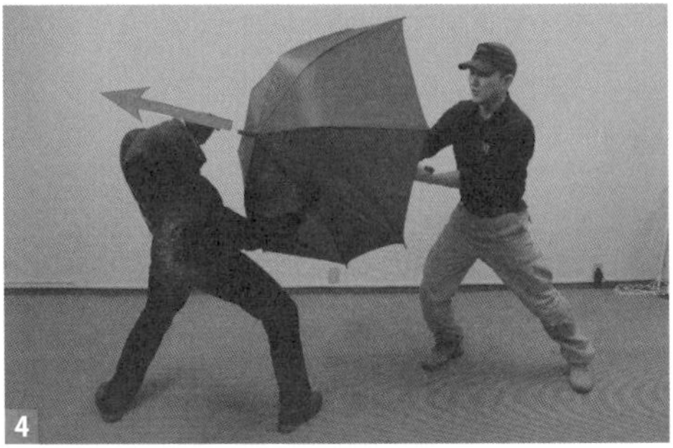

用前端刺向對方的臉

保持該狀態，將雨傘的前端推向對手並刺向他的臉。

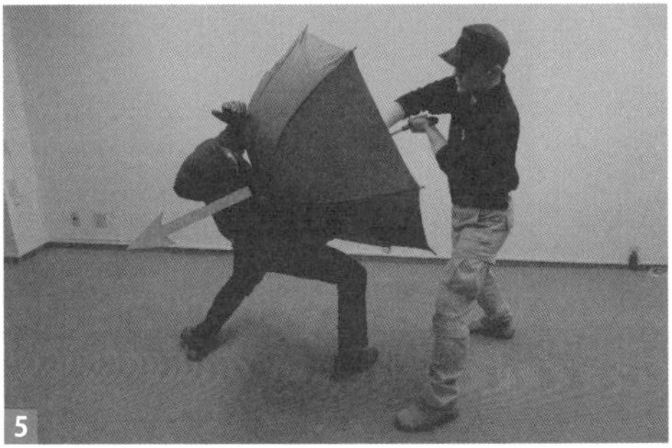

直接往下壓

往前邁步，將打開的雨傘壓在對方身上，使之跌倒在地。

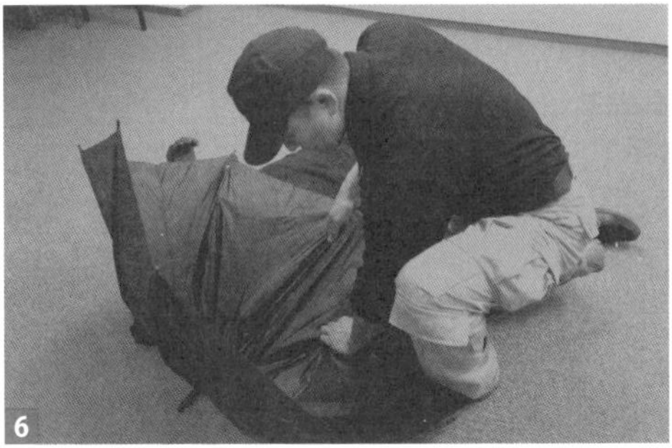

按住對方的手

對方摔倒後，將雨傘壓在他的臉上，阻擋他的視線，並隔著傘按住他的手。

雨傘被抓住時：邊扭轉邊推壓

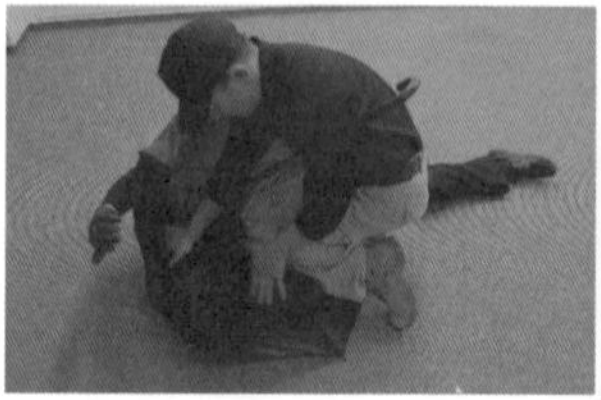

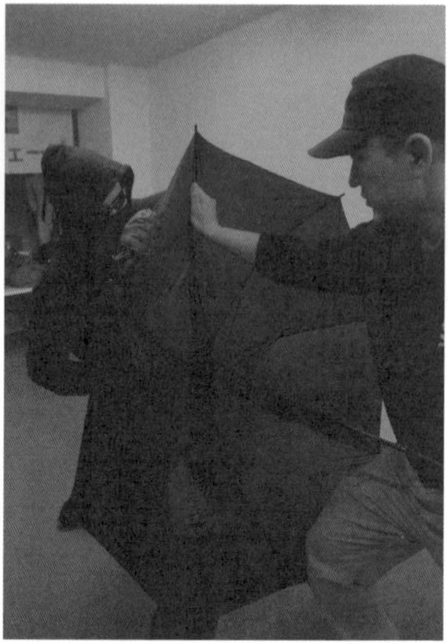

握住並扭轉雨傘的傘架

當雙方距離縮短，導致
雨傘被抓住時，就抓住
傘架，邊扭轉邊將雨傘
往對方的臉上壓。

雨傘被抓住時：用前端攻擊對方的臉

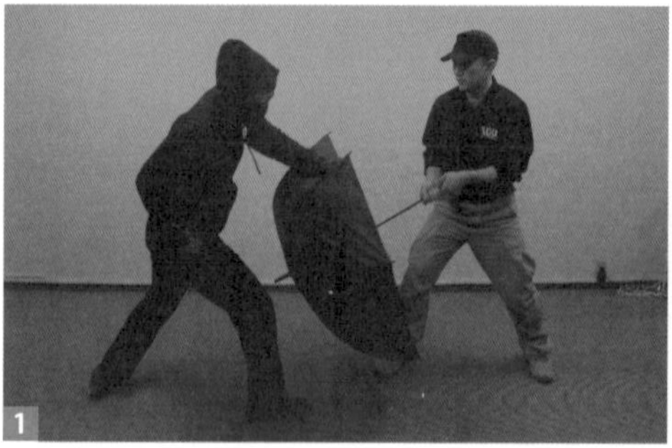

被抓住時

當距離縮短時，可
能會像圖中一樣，
雨傘被對方抓住。

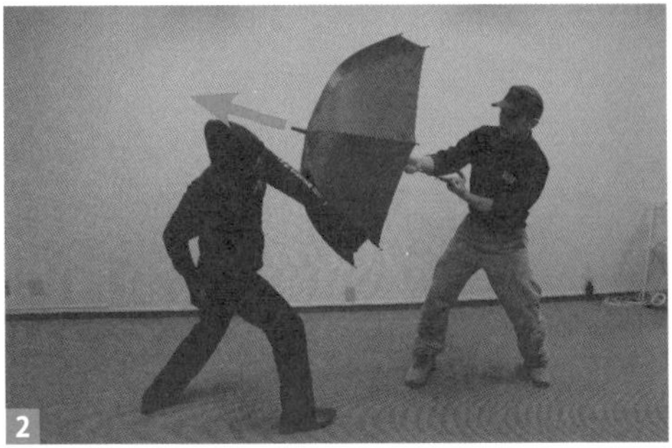
2

用前端刺對方的臉

雨傘被抓住也不要驚慌，將前端刺向對方對臉部進行攻擊。

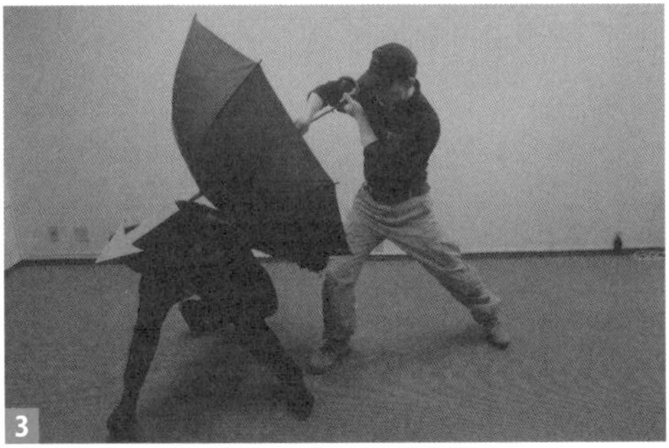
3

直接往下壓

直接邁步，將雨傘朝對方的臉用力推壓，使對方摔倒在地。

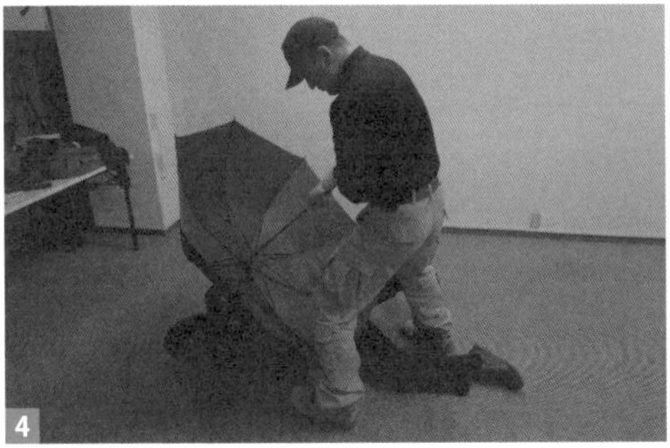
4

壓住

將雨傘往地面壓，以制伏對方。利用雨傘擋住對方的視線。

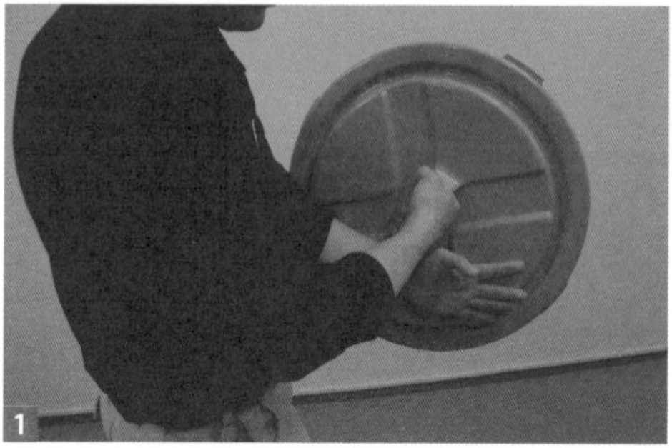

用雙手來保持穩定

一隻手抓住把手，另一隻手的前臂壓住桶蓋作為支撐，以保持姿勢穩定。

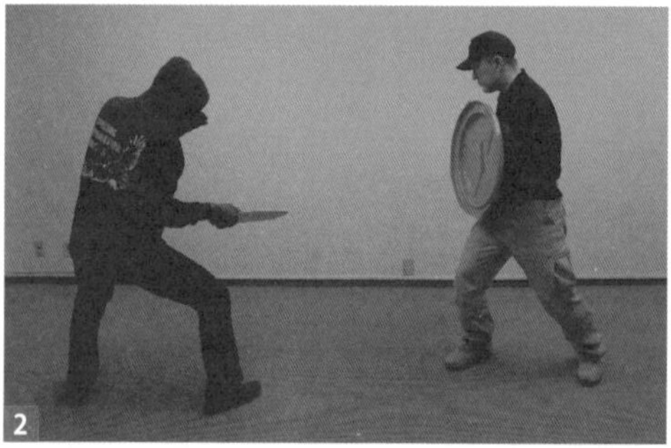

觀察對方的動向

仔細看對方會如何進攻，掌握對方持刀刺過來的時機。

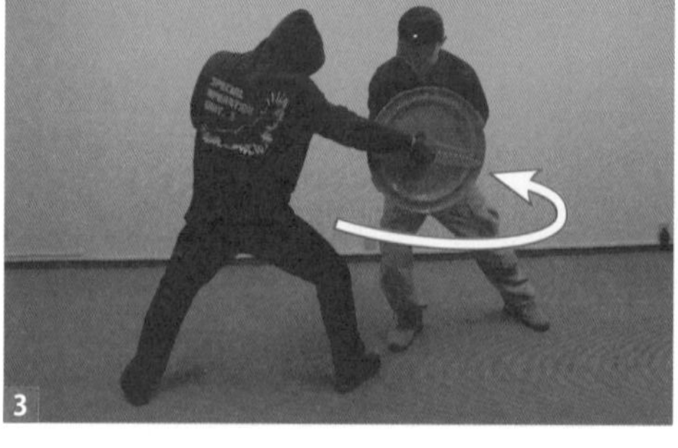

用蓋子撞擊對方的手

對方刺過來時，用蓋子撞擊他的手，或是以蓋子的中心來錯身，躲避攻擊。

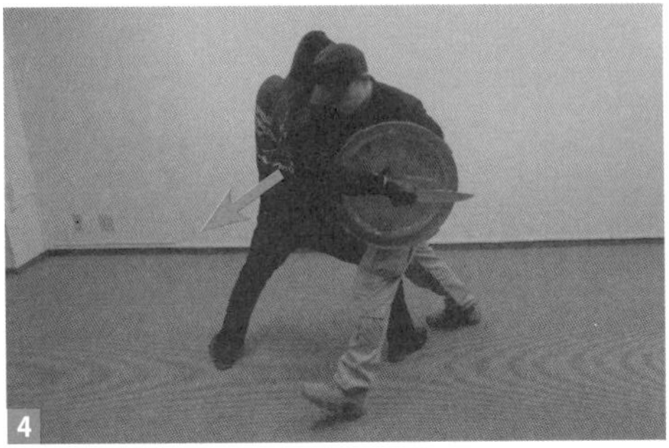

4

用身體抵擋

奮力向前邁步，用身體撞擊對方的身體，以此將對方往後推。

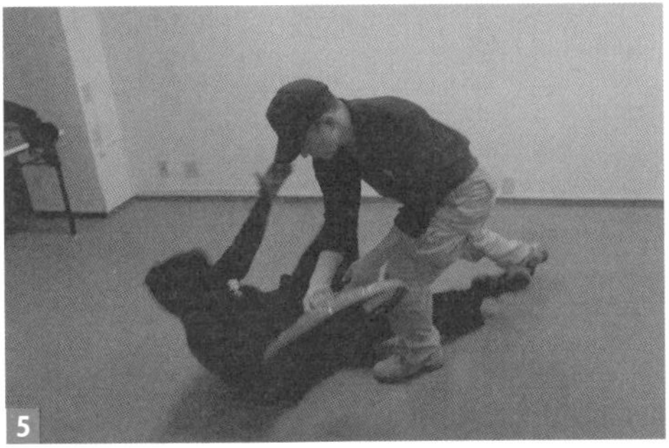

5

推倒

邁步撞向對方膝蓋的後側，很容易就能使對方摔倒。

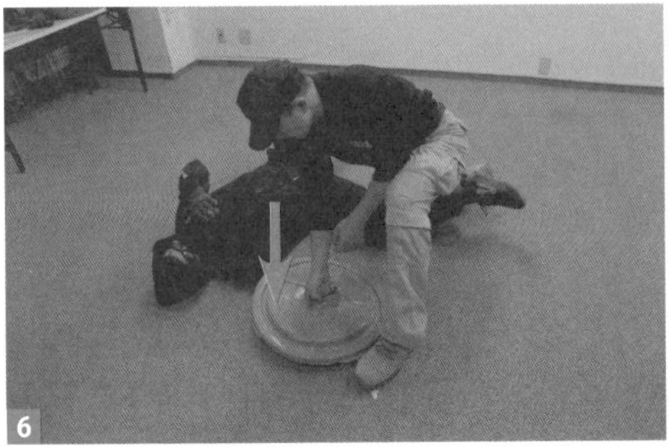

6

用手腳按住對方的刀

將對方推倒後，用蓋子用力壓住對方的手臂，並踩住拿刀的手。

用拖把（長條的物品）制伏對方

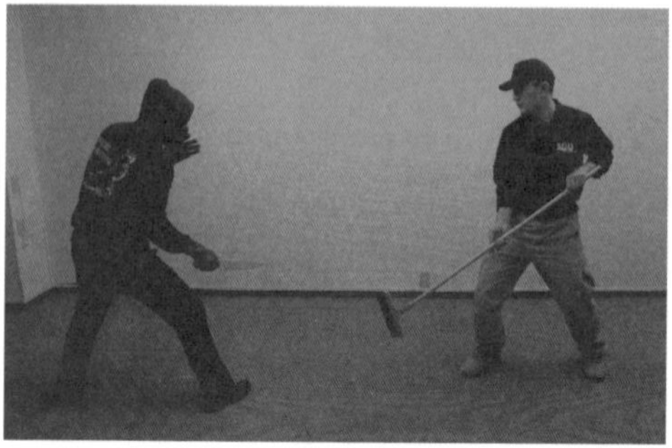

威嚇對方

因為拖把比刀子還長，所以可以在更遠的地方進行攻擊。

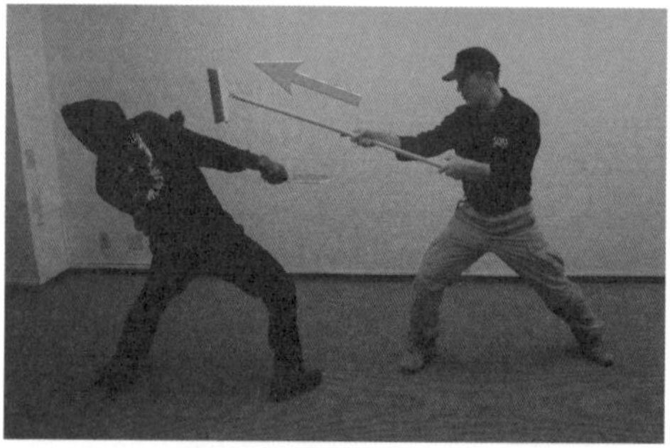

刺向臉部

用拖把前端的突出部分攻擊對方的臉部。瞄準臉部可以得到很好的效果。

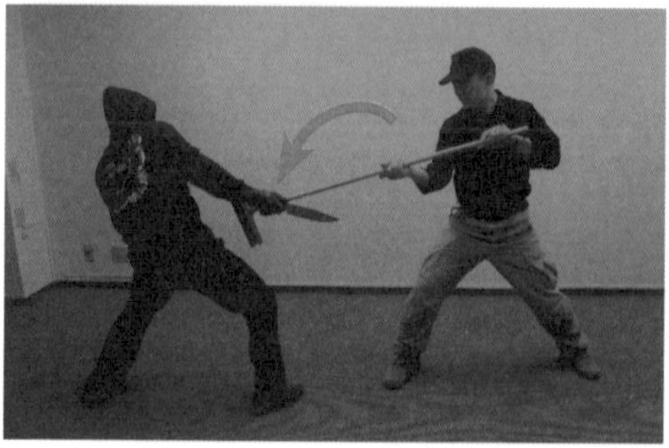

瞄準持刀的手

當對方退縮時，攻擊他持刀那隻手的手背或手腕。

用長型物品應對時的注意事項

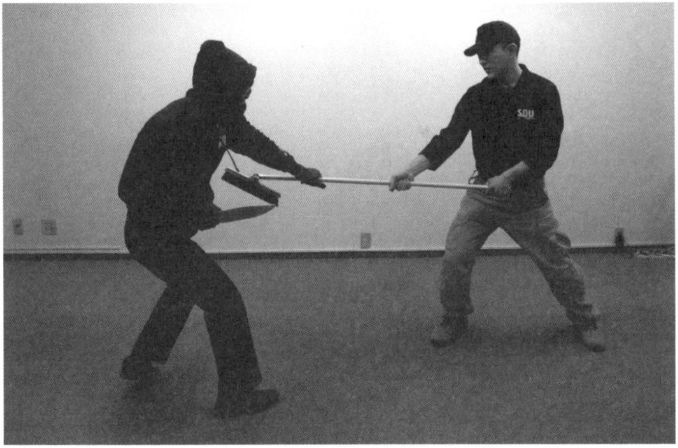

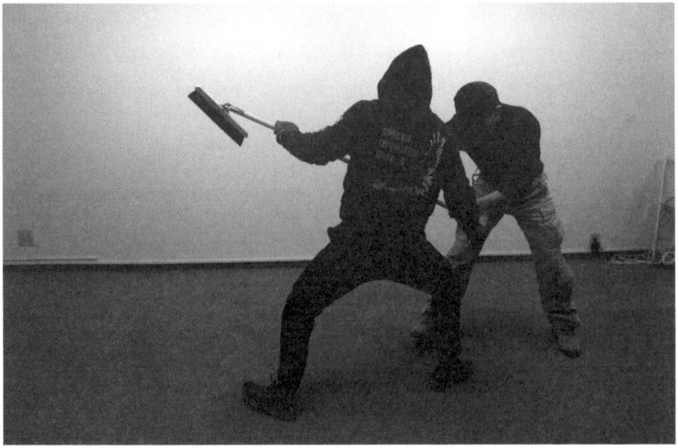

不要讓對方抓到長型的武器

用拖把、掃把等的長柄物品來應對暴徒時，如果採取向前刺擊的姿勢，有可能會被對方抓住武器。為了避免這種狀況，要縮小姿勢範圍，取得足夠的距離，而且刺向對方時動作要快。

不要錯過機會

暴徒刀子
脫手時的應對方式

如果刀上沾有暴徒的汗液或是受害者的血液，握柄很容易就會變得滑手，並在搏鬥中脫手。對我們來說這是一個很好的機會，暴徒可能會急忙地撿起刀子，但絕對不可以讓他得逞。

當刀子掉在自己與暴徒中間、想彎腰去撿時，若是刀子先被對方搶走，那自己可能會被刺傷。因此，必須確定自己會先撿到刀子，才開始行動。

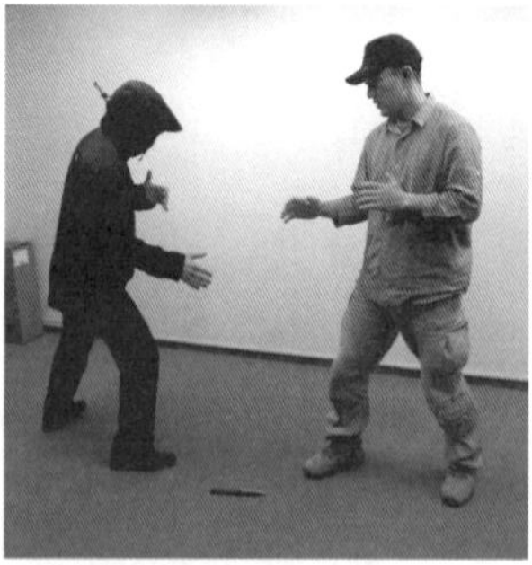

刀子掉在雙方中間

當刀子掉在自己和暴徒中間時，不要急著撿起來。

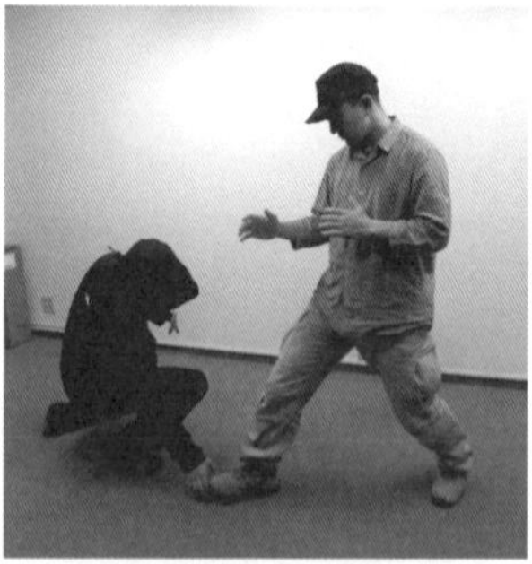

同時踩住手和刀子

踩住暴徒伸出的手，攻擊暴徒的臉部（在做得到的情況下）。

如果不確定誰會先撿到刀子，在暴徒彎下腰時，用腳掌、用力踩住對方的手和刀子。順利的話，對方會痛到鬆手；而且對方因為想要刀子、做出彎腰伸手的動作時，對我們來說也是便於攻擊的好時機。此外，即使暴徒最後將刀子成功拿起來，我們也可以直接後退保持距離。

在電影中常有將掉落的刀子踢向遠處的一幕，但現實是，在試圖踢開薄薄的刀子時，很常會踢空，再加上根據地面的狀態，也可能出現踢到但卻沒辦法踢得很遠的情況。而且踢這個動作會破壞身體的平衡，做之前務必多加小心。

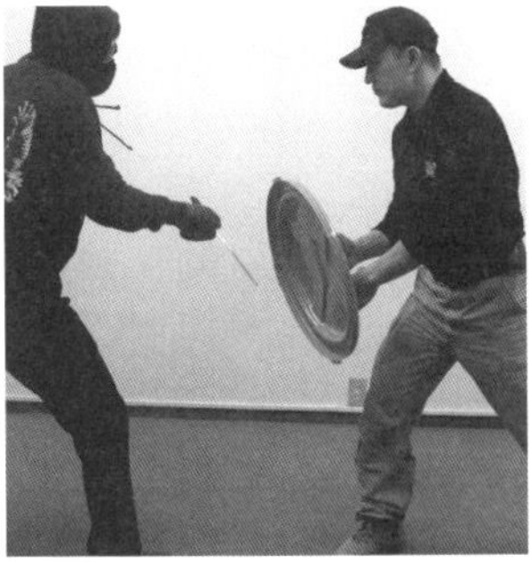

盾牌是種攻守兼備的工具

在示範過程中，因盾牌的衝擊、刀子脫手的瞬間。一瞬間的痛楚會讓暴徒無法繼續握著刀械。

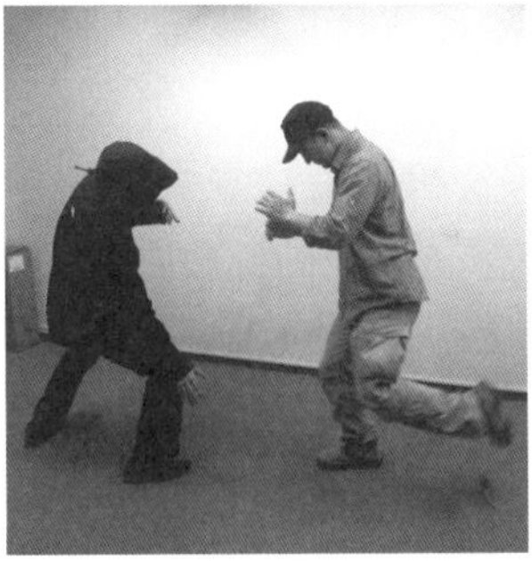

踩住後往後踢

踩住刀子、腳掌往後踢，能夠降低失敗率。

多人時的應對方式

多人一起對抗暴徒時，必須要善用人數上的優勢。如先前所述，基本原則是包圍對方、使對方無法縮小攻擊的範圍，並且要有人站在暴徒看不到的位置。

要想制伏暴徒，首先要表現出打算一個人攻擊的姿態或是跟暴徒說話，來吸引他的注意力。另一個人要趁機脫離暴徒的視野，移動到後面，如此就完成制伏暴徒的準備了。接著，趁暴徒注意力分散時，從後面偷偷靠近，抓住持刀的手和按住他的臉，以此制伏暴徒。如果有武器的話，也可以毫不留情地從後方進行攻擊。

無論如何，最重要的是團隊合作，要有人負責吸引注意力，其他人進行攻擊。這對碰巧在現場、相互不認識的人來說也許很困難，但如果是職場上的同事，建議在平時就可以共享這個方法。

然而，刀子是能夠奪取性命的武器，哪怕只是刺一下都有可能一命嗚呼，而且也不知道暴徒在被逼到走投無路時會做出什麼樣的事情，因此絕對不能因為我方人數多就掉以輕心。

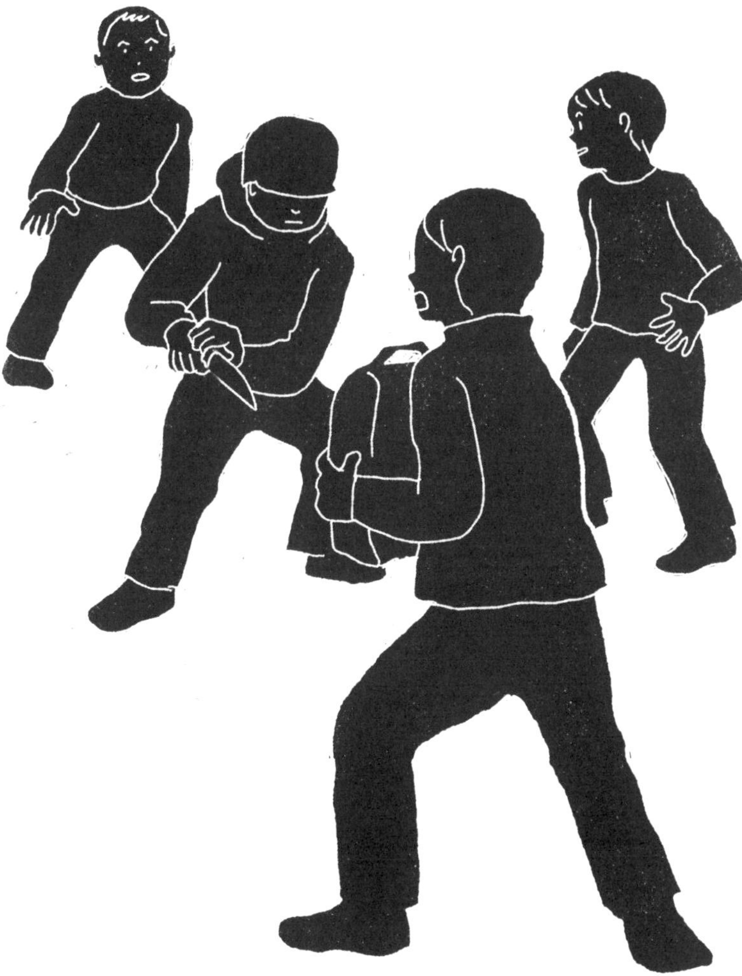

多人時的應對方式

一定要有一個人站在對方看不見的地方。站在暴徒前面的那個人負責吸引他的注意力，另一個人則從他的視線外進行攻擊。

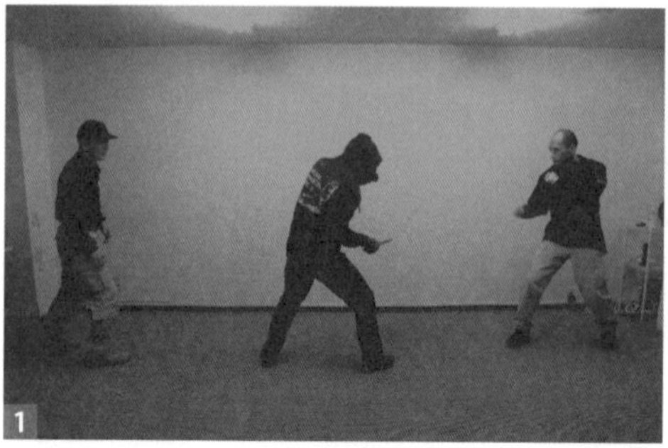

一個人吸引對方的注意力

首先是一個人擺出準備搏鬥的樣子，或是與對方說話來吸引他的注意力。

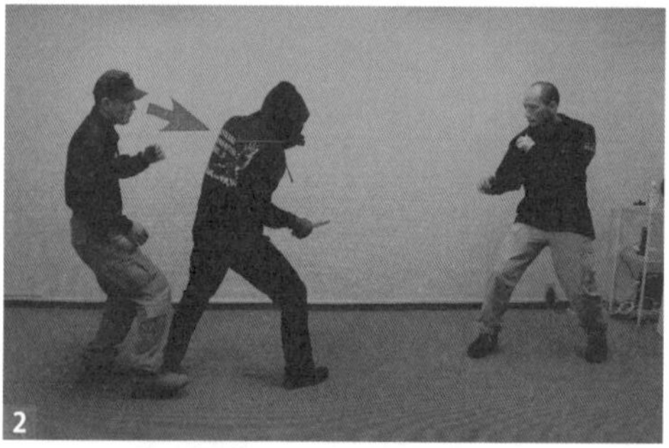

另一個人從後方靠近

當暴徒的注意力轉向那個人時，另一個人要離開暴徒的視線，悄悄地移動到他背後。

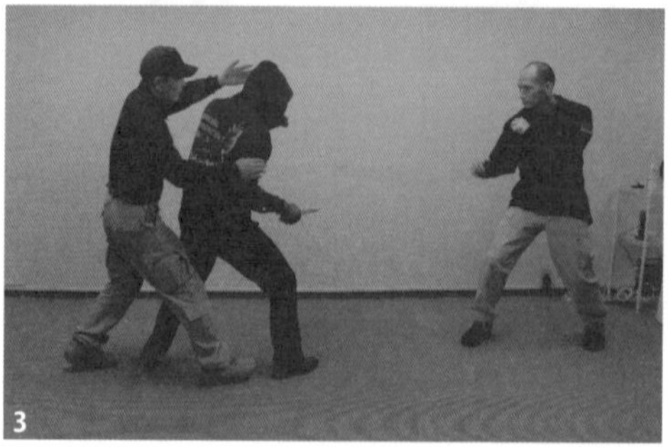

找到空隙行動

當暴徒露出空隙時，從後方靠近。要悄悄地行動，以免被暴徒發現。

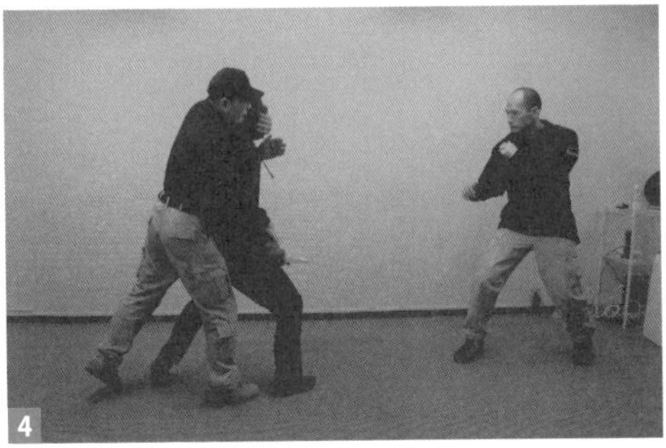

4

壓住臉部和持刀的手

一手抓住持刀的手，另一手蓋住眼睛。

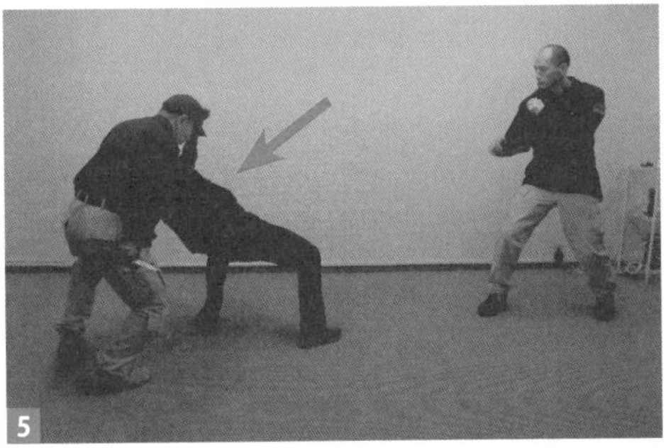

5

往後拉

成功抓住手腕，並蓋住暴徒的臉後，直接將暴徒往後拉，使其失去平衡。

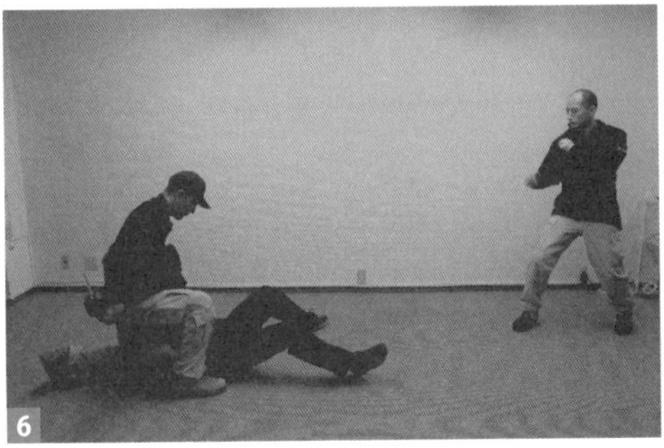

6

扭轉手臂使刀子掉落

將暴徒往後拉使其跌倒，再扭轉手臂讓刀子脫手。2至6的詳細動作請參照下頁。

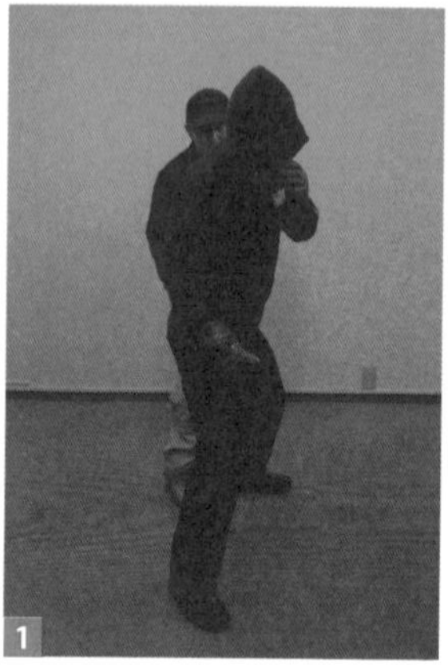

悄悄地靠近

如果在靠近時被暴徒發現，很有可能會被攻擊。要悄悄地，不要發出腳步聲。

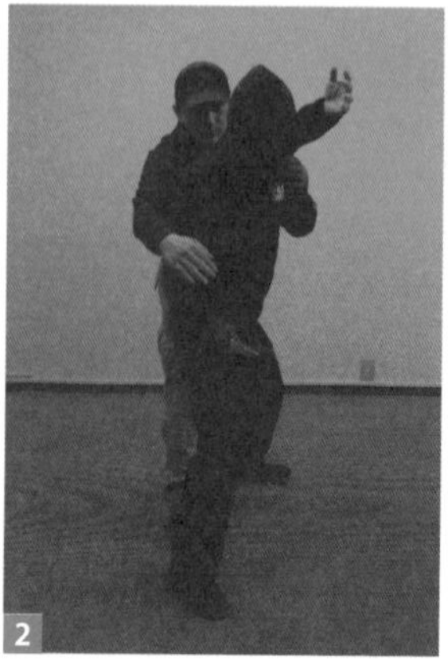

手要穿過接近身體的位置

如果像是環繞般地伸手，很容易就會進入暴徒的視野，穿過時要盡可能地靠近暴徒的頸部和身體。

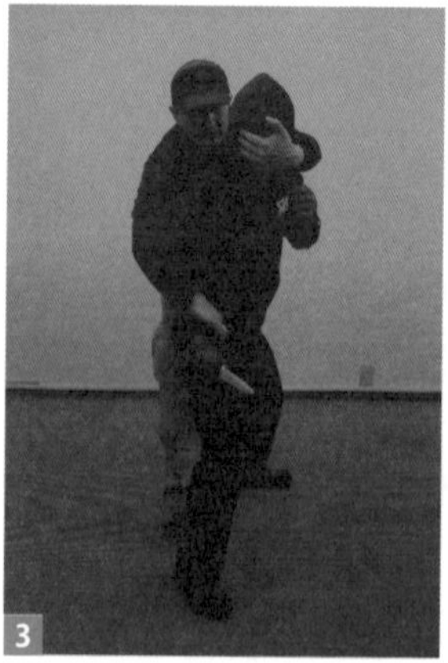

靠近眼睛和抓住手

一隻手蓋住眼睛，另一隻手抓住持刀的手。

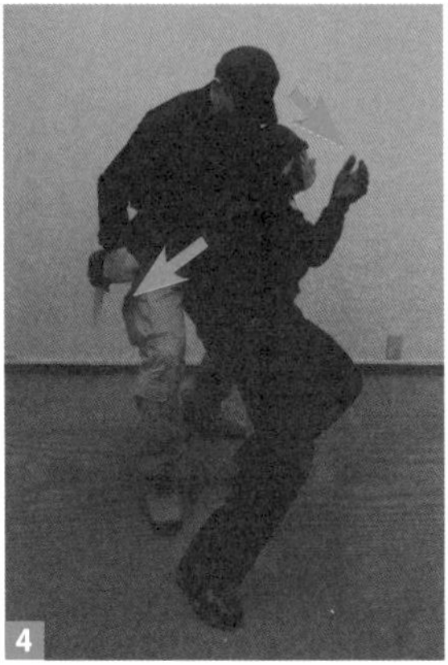

將臉和手往反方扭轉

以扭轉的方式將臉部往外扭，抓住手腕的手同時將身體往相反方向拉。

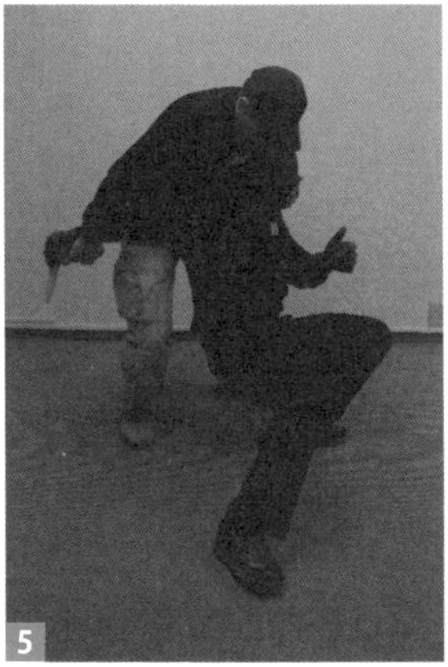

直接拉倒

將身體扭轉後往後拉倒。因為視線被遮住，又失去平衡，所以很容易就會摔倒。

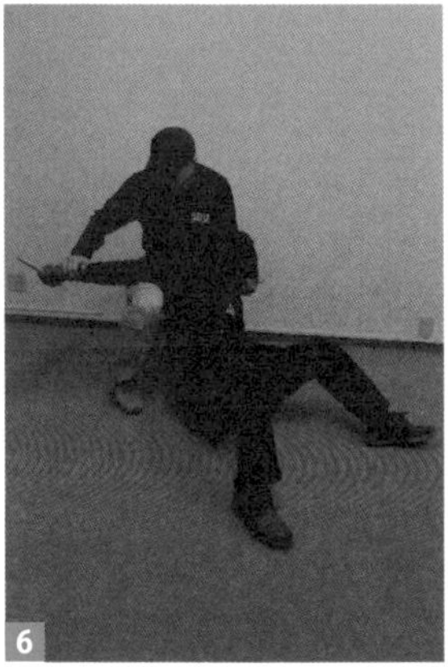

伸長手肘將刀放下

單膝跪地，將暴徒的手臂放在腿上，伸直肘關節後刀子自然就會掉落。

使用手電筒

手電筒可以射出強烈的光線，在晚上或是沒開燈的室內等昏暗環境有助於防身。各位也許會想說，不過就是照射光線而已，真的有用嗎？但有一種叫做「戰術槍燈」的手電筒，專門用於軍警，能射出亮度超過三百流明的強烈光線，在歐美實際用於鎮暴場合後證明的確有效。

突然用強烈的光線照射犯案者的臉，對方會因為感到過於刺眼而暫時失去視力，進而無法行動。被當作目標的對象則趁這個機會逃跑，或是其他人把握這個時機從後面接近並制伏暴徒。戰術槍燈的優點是可以在遠處降低對方的攻擊力，避免出現受害者。此外，這類型的手電筒非常堅固，還能用來攻擊對方。

不過，要注意的是戰術槍燈原本就是作為武器而發明的，在日本持有戰術槍燈可能會因違反《輕犯罪法》而遭到逮捕。尤其是持有帶有「攻擊頭」或可以當作警棍使用的長筒狀物品，一定會遭到警方取締。

使用手電筒制伏的方式

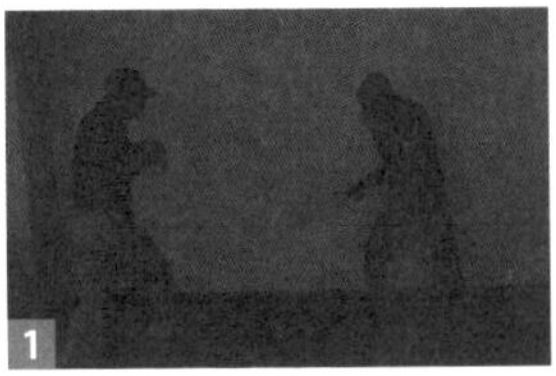

關燈的狀態

為了避免對方的攻擊，要保持足夠的距離，並準備照射。

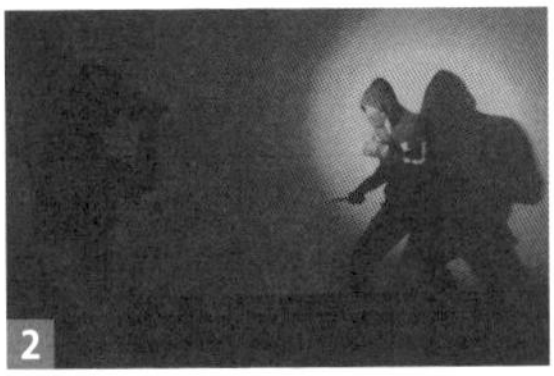

照射臉部

按下開關，朝著暴徒的臉部照射，暴徒會暫時失去視力。

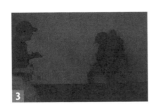

另一人制伏暴徒

趁這個機會，另一個人從暴徒的背後靠近並制伏暴徒。

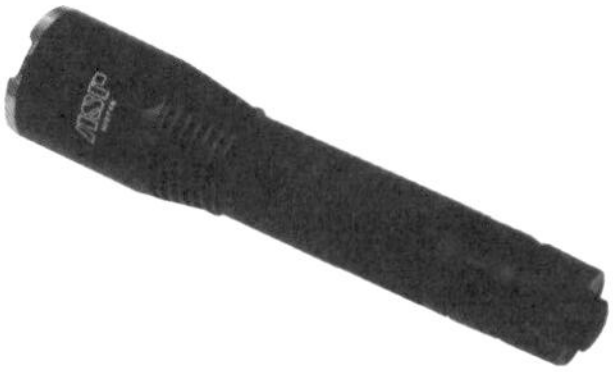

堅固的戰術槍燈

手電筒的一種，按下開關後會射出強光，且構造相當堅固。

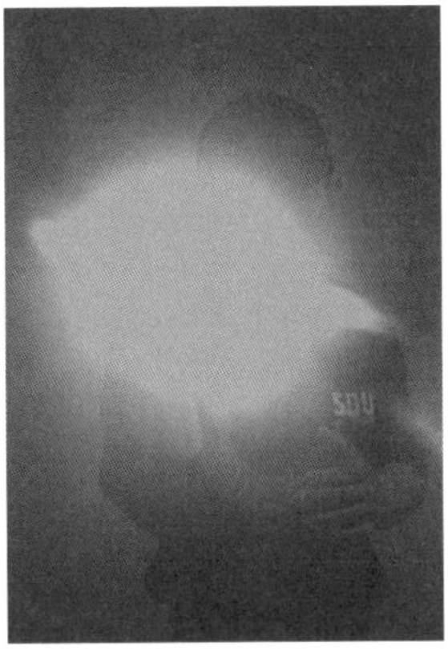

刺眼的光線使對方喪失視力

用強烈光線照射對方眼睛，使對方暫時看不見。

使用能當作武器的物品

與美國等允許持有槍械的國家不同，在日本，即使是自衛也不能持有、攜帶武器。因此，在面臨危險時必須把身邊的物品當作武器來使用。

有許多原本不是拿來當作武器的物品，其實都能作為武器來使用。從平時的隨身物品來看，筆或智慧型手機就很適合拿來攻擊臉部。還可以參考前面所介紹的「身邊可以用來搏鬥的物品」來制伏對方。此外，工作時用的鍵盤和電腦也能拿來攻擊和防禦。

除了室內，室外也有許多就手的物品。放在店門口的旗幟有一定的長度，相當適合拿來對付持刀歹徒，甚至是地上的石頭和樹枝也是相當優秀的武器。

然而，要在一瞬間轉換想法，將這些物品當成武器來使用，並不是件簡單的事。因此，平時就要想好哪個物品如果當成武器的話，要怎麼使用。若事前進行過這方面的訓練，在緊急狀況下就能順利地切換，將日常用品當作武器使用了。

可使用的日常用品

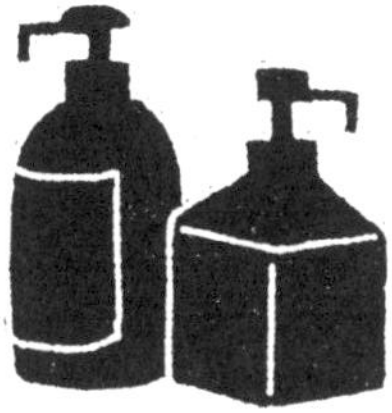

酒精消毒液

往暴徒的臉部噴灑，有機會引發催淚的效果。

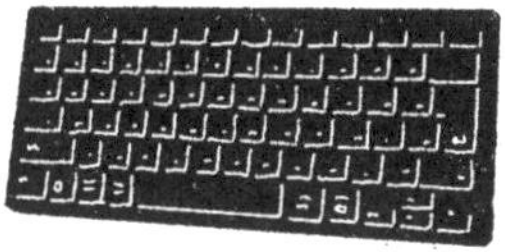

鍵盤

工作用的鍵盤也可以當作攻擊的武器。

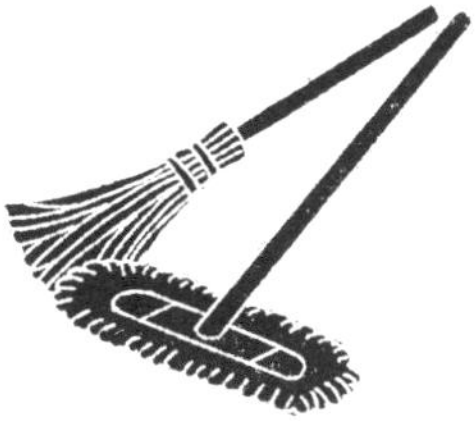

掃把、拖把

握柄能夠刺擊對方，並敲擊持刀的那隻手。

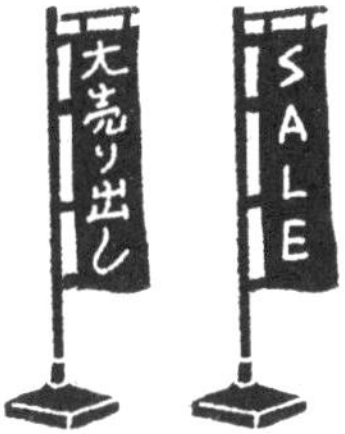

店門口的旗幟

具有一定的長度，能夠拿來刺擊或敲打。

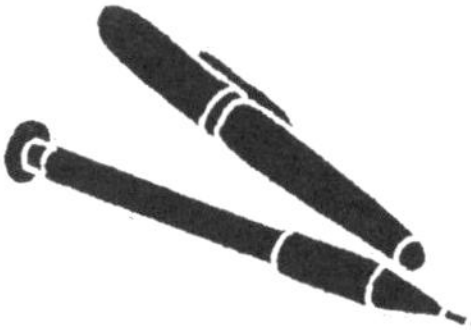

筆

平時隨身攜帶的筆，根據使用方法也能成為武器。

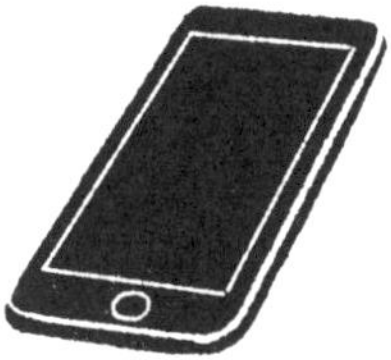

智慧型手機

用堅硬的金屬製手機敲擊對方的臉。

當對方的目標是自己時

自己是目標的犯罪事件

「無差別殺人」是在人群中隨意攻擊他人的犯罪行為，從不知道何時、何地會發生這種事來看，儘管令人感到恐懼但只要遠離現場就能確保自己不會成為被攻擊的對象。相反地，如果暴徒的目標很明顯就是自己時，由於一直處於危險狀態，很難做出應對。

在這類型的犯罪事件中，最具代表性的就是騷擾。因為戀愛糾葛等原因，而做出尾隨、跟蹤、誹謗、撥打惡作劇電話等折磨對方的惡劣行徑，對受害者的心靈帶來莫大的傷害，是絕對不能容忍的。也有許多報告顯示，這些行為大多都會演變成持刀威脅、傷害，甚至是殺人事件。

據統計，二十至三十多歲的女性最容易遭遇跟蹤騷擾。犯案的大多是前男友或前夫，也有人際上沒有什麼關係的公司同事，或是素未平生的陌生人。這類型的人通常都患有某種人格障礙，凡事都以自我為中心，不知道會做出什麼事情，相當可怕。

除了跟蹤外，犯案者也可能會以金錢為目的，或是出於報復心態將他人鎖定為攻擊目

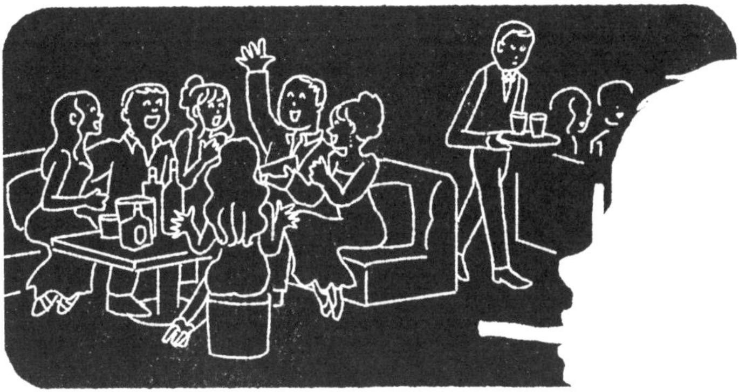

避免成為暴徒的目標

就算只是稍微注意一下也好，在日常生活中要儘量避免成為攻擊的對象，例如不穿著過於暴露的衣服、不做露骨的行為或是避免跟來歷不明的人交流。

標。為了避免遭遇犯罪事件，儘管會對人際關係造成影響，但最好還是低調的進行生活，不要與陌生人接觸。女性尤其容易成為犯案的目標，建議多注意日常的行為舉止。

感覺身陷危險時要做的事情

在遭到前伴侶或前配偶糾纏執意復合、監視或是施暴時，首先要做的事情是報警。日本在二〇〇〇年通過並施行《纏擾防治法》（台灣於二〇二二年實施《跟蹤騷擾防制法》），對跟蹤、侮辱性言語、寄送穢物、在社群媒體上發表損害他人名譽的內容、不斷寄電子郵件或信件，以及未經許可使用GPS等手段獲得他人位置等行為進行規範，遇到這類跟蹤事件，可以報警處理。即便有疑慮，認為報警也許會激怒對方或是覺得羞恥等，那麼也應該儘量避免讓事態發展到一發不可收拾的地步，最好在對方的行為更加過分前報警。

如果不確定跟蹤的人是誰，例如：收到無寄件人的可疑郵件，或是覺得有人在監視自己，這時最好也要報警。由於身邊的人可能就是當事者，因此不要與有機會接觸到自己的任何人獨處，也不要做一些會讓人誤以為自己對他有好感的行為。此外，要將自己可能陷入跟蹤事件的事情，告訴身邊值得信任的人。

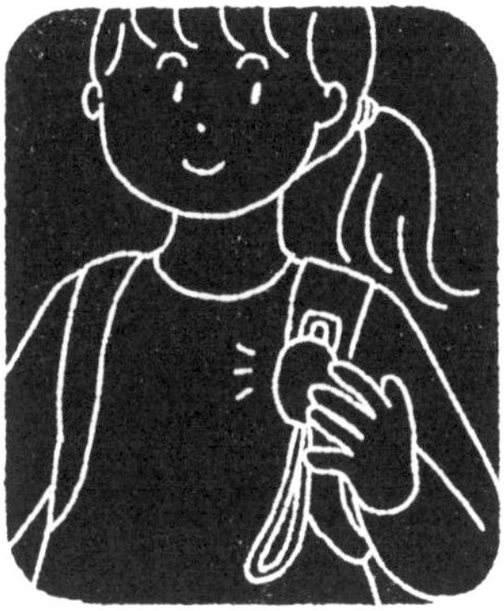

攜帶防身蜂鳴器

隨身攜帶防身蜂鳴器。要確保蜂鳴器隨時都可以順利運作。

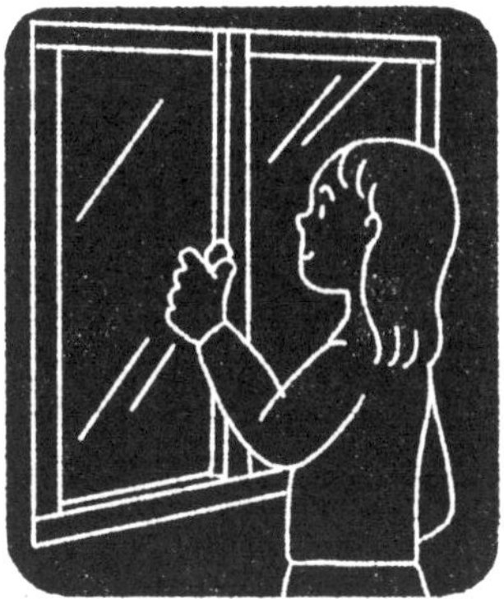

窗戶要上鎖

除了外出，就算人在家裡也要將窗戶鎖上。

提高防衛意識

在感覺到可能被他人跟蹤時，必須在能夠做到的範圍內，做好所有的防衛措施。例如，出入家門前要仔細觀察周遭、進入家裡後要立即鎖門、確認家裡是否有任何異常等，而且要邊拿著手機邊確認，以便隨時報警。在家時也必須將窗戶鎖上，公寓若有電梯在使用時也要多加留意。

避免獨自一人外出，不要在固定的時間去同一個地方、上班以及回家，避免讓對方掌握自己的行動路線。晚上走在路上時，要避開人跡罕至的地方，且行走時要拿著手機或防身蜂鳴器。

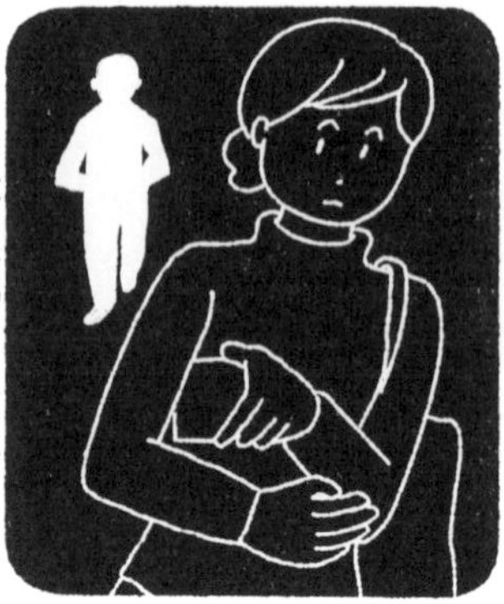

拍照

可以的話，在避免刺激對方的情況下拍照存證。

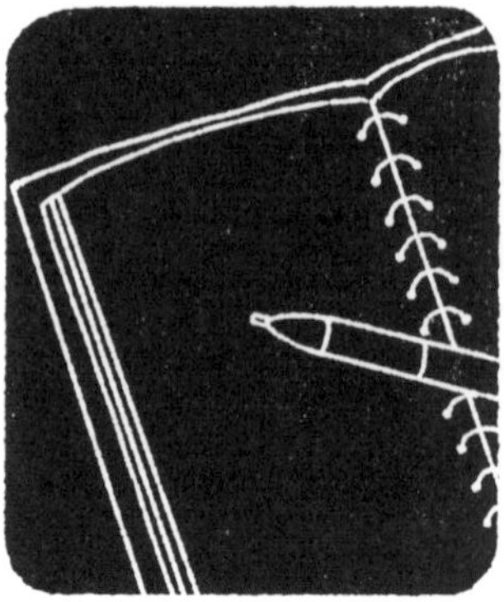

留下記錄

詳細記錄包括什麼時候、在哪裡遇到了什麼事。

留下證據、記錄

在報警時，必須保留遭到跟蹤的證據或是對方的犯罪記錄。例如，收到的信件或訊息、社群網站的留言等。即便看了覺得很噁心，也要保存下來。如果是接到電話，則要記錄日期、內容。紙質信件、照片及禮物等實際收到的物品，也可以當作證物保留。穢物等難以保存的東西則是拍照存證。

可以的話，最好錄影或錄音保存對方跟蹤和埋伏等的行為，同時也要記錄日期和對方的詳細舉動。

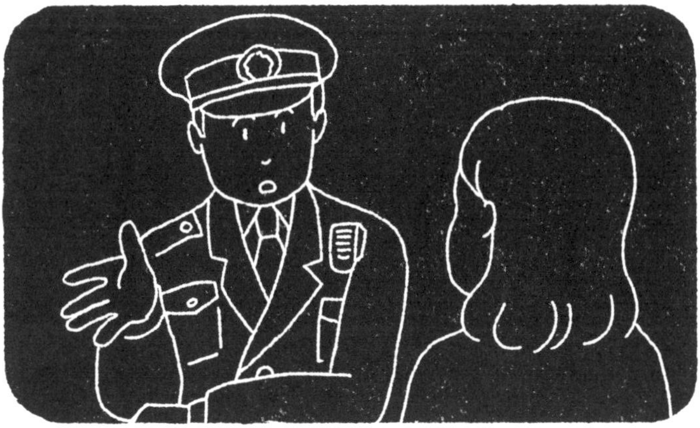

報警

在感覺有人跟蹤自己時，要盡早報警。如果放任對方繼續跟蹤，
其行為可能會愈來愈過分，甚至還會危害到他人。

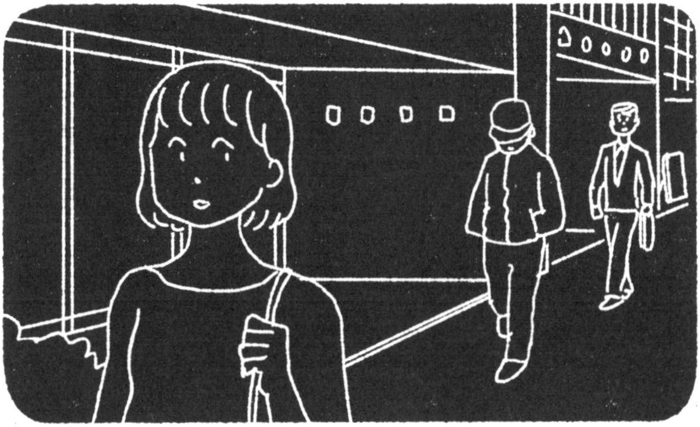

借助他人的力量

如果有他人跟蹤自己的證據，警察也比較好展開行動。
確定遭到跟蹤時，也可以委託偵探幫忙蒐集證據。

威脅近在眼前

避免遇到犯罪事件最有效的方式是——提前感知並遠離危險。不過，如果自己就是暴徒的目標，那麼無論怎麼提高預防意識還是有可能遭到攻擊。

二〇二二年，在日本發生了一起殺人事件，有一位男高中生拿著自製的肌肉鬆弛劑、手銬和電擊棒，偽裝成快遞襲擊抱有好感的女孩及其母親，遺憾的是女孩的母親最後不幸去世。要阻止一個執念很深的暴徒精心策劃並企圖傷害你的事件並不容易。因此，最好在一感到有危險，哪怕不是很確定，也要立即向身邊的人尋求幫助。若當下正好在回家的路上，不要試圖勉強回家，而是跑到有人的便利商店找其他人幫忙。

另外，近年來也愈來愈常發生闖入民宅竊盜的事件。這種情況下的闖入者可能會慘無人道地施暴，所以住戶最好從別的出入口逃到室外尋求幫助；或是躲在上鎖的安全室裡。建議事前可以在安全室放置武器，以備不時之需。

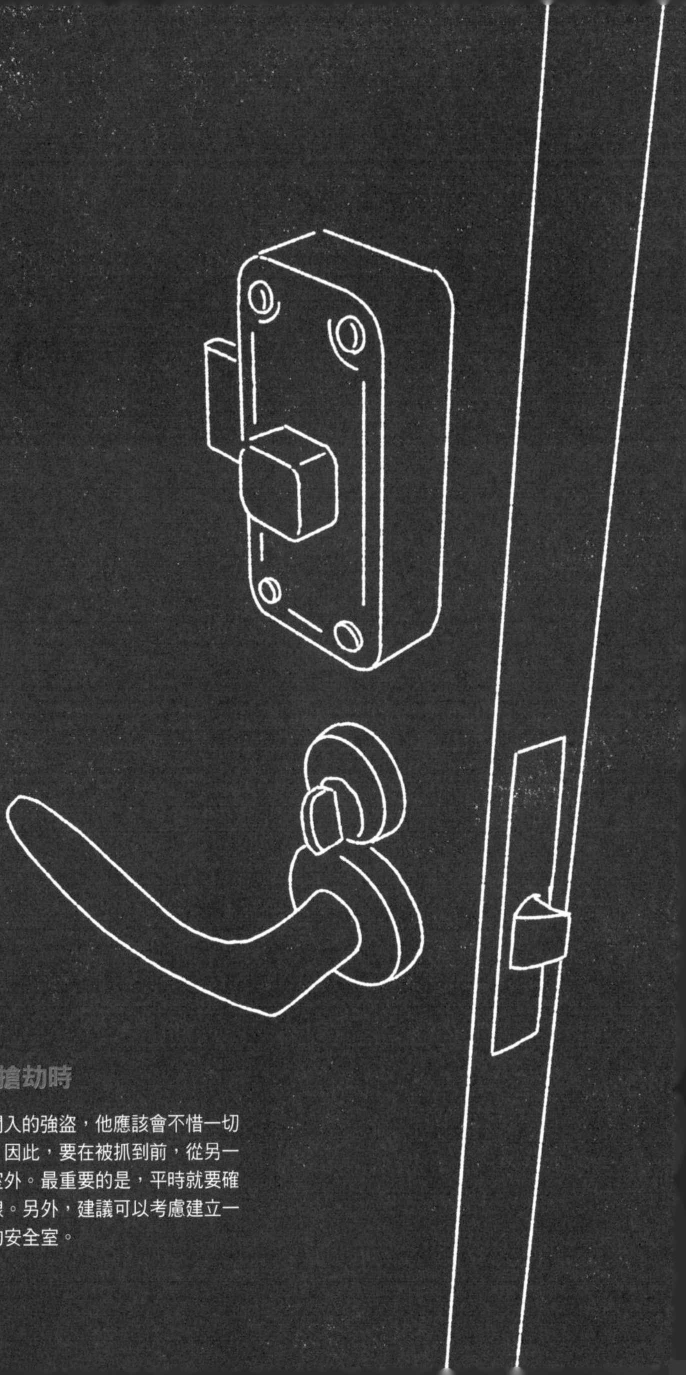

遇到入室搶劫時

如果是強行闖入的強盜，他應該會不惜一切地使用暴力；因此，要在被抓到前，從另一個出口逃到室外。最重要的是，平時就要確認好逃生路線。另外，建議可以考慮建立一個房門加鎖的安全室。

防備一切威脅

STOP思考法

以下要介紹的是美國室外行動指南之一的STOP，此指南能有效應對潛伏在我們周圍的威脅，例如：犯罪事件、恐怖襲擊等。在突然遇到危險事件，處於不知道該怎麼辦、不知道該做什麼的狀態時，只要有這個行動指南就能冷靜地面對。

首先要做的是停止動作（STOP），胡亂行動會使事情變得更糟。因此，在發覺出了什麼問題時，第一件事就是停下手上的動作。接著是思考下一步該如何行動才能保住自己或家人的性命（THINK）。

同時也要進行觀察（OBSERVE），以增加所知的情報，例如：現在是什麼狀況、遇到什麼問題、可以利用什麼、什麼不能利用等，來提高判斷的正確性。在整理好思緒後，制定具體的行動計畫（PLAN）。不制定計畫就行動可能會陷入危險，所以請務必做好事前的準備。

STOP行動指南

STOP

S

停止行動

愈是不知道該怎麼辦的時候，愈是會做些徒勞無功的事情。停下手邊的動作，勇敢地面對眼前的問題，這就是一切的開始。

THINK

T

思考

為了控制混亂的腦袋，所以要整理現狀，使內心平靜下來。大腦一口氣獲得太多訊息，會讓人感到恐慌，所以要想像鎮定下來的樣子。

OBSERVE

O

觀察

觀察所處的情況和環境、瞭解身體和精神狀態、擁有什麼和缺少什麼，以及整體的情況，可以幫助我們制定接下來的行動計畫。

PLAN

P

制定計畫

評估所處的情況，並制定接下來的計畫。計畫是生存的關鍵，要知道如何行動才能降低陷入危機的機率，並得到想要的結果

掌握自己的裝備（服裝）和狀況

在快被歹徒襲擊或是目擊無差別殺人事件時，必須當機立斷馬上逃離現場。不過，現在的你可以順利地從暴徒手裡逃脫嗎？關鍵在於現在的你是處於什麼樣的狀態。舉例來說，昨天穿著運動鞋跑起來毫無負擔，但今天穿高跟鞋，無法快速逃跑。也就是說，你是否能在一瞬間做出這樣的判斷。

服裝上，無論是褲子的類型還是穿著裙子，都會影響到行動的便利性。另外，根據隨身攜帶的包包是便於防禦刀械的背包，還是小商務包，所採取的行動也會有所不同。為了做出更正確的判斷，必須準確地掌握目前穿戴在身上的裝備。

每天早上出門時，都要檢查身上穿的衣服和隨身物品，也要掌握好身體的狀態，必須將「今天的自己」輸入到腦中。一般人當然無法一直保持在完美的狀態，但只要清楚瞭解今天的自己可能會遇到什麼樣的風險，在危險出現時就不會感到遲疑。

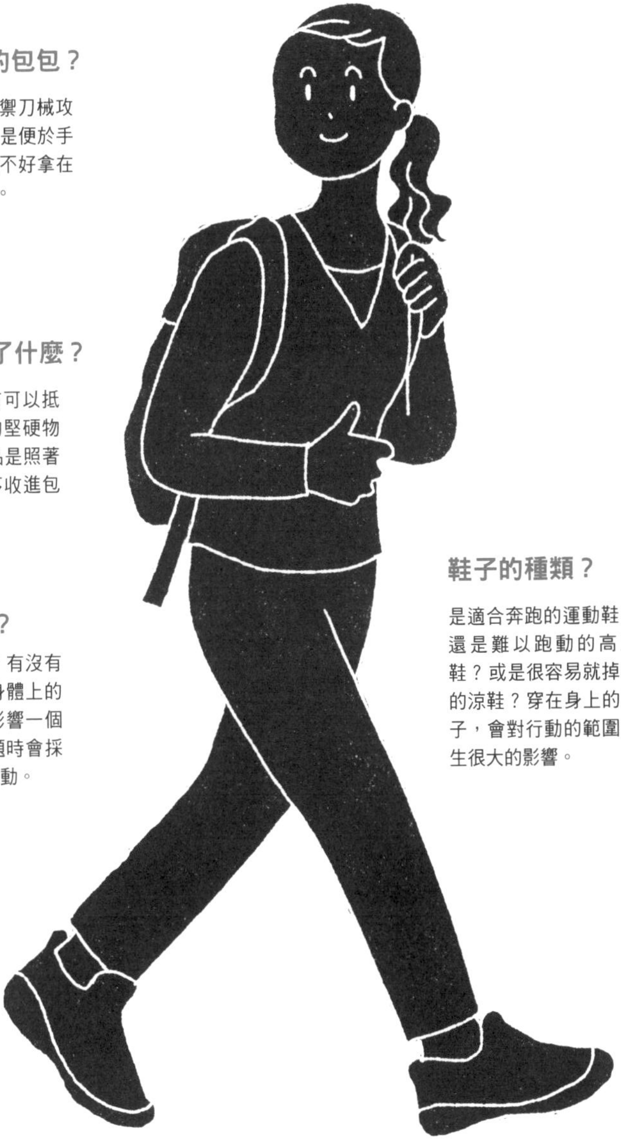

什麼類型的包包？

是適合用來防禦刀械攻擊的包包嗎？是便於手持的背包還是不好拿在手上的商務包。

包包裡放了什麼？

包包裡是否有可以抵擋刀械攻擊的堅硬物品？這些物品是照著什麼樣的順序收進包包的呢？

身體狀況？

有沒有發燒？有沒有受傷？這類身體上的狀況，也會影響一個人在面對問題時會採取什麼樣的行動。

鞋子的種類？

是適合奔跑的運動鞋？還是難以跑動的高跟鞋？或是很容易就掉落的涼鞋？穿在身上的鞋子，會對行動的範圍產生很大的影響。

KEEP OUT　KEEP OUT　KEEP OUT

COLUMN 2

防割素材的效果？

最近在防具店和網路上，經常會看到用防割素材做成的衣服和手套，每種商品的性能各不相同。

實際上，有些商品只用刀子稍微試割一下都能直接割破，所以不能過於相信這類產品。

此外，有很多布料不能用刀刃劃開，但可以刺穿。也就是說，對暴徒來說，相較於切割，刺擊的效果會更好。

目前已經得知，有許多布料的防割效果並不好。

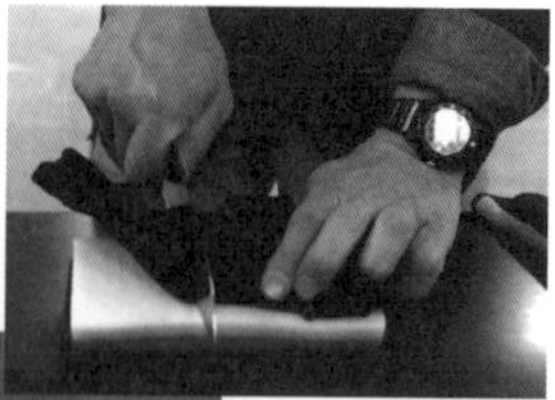

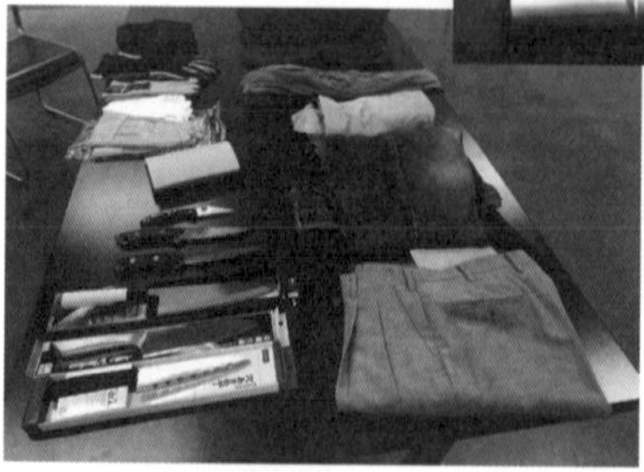

KEEP OUT　KEEP OUT

第3章

效果顯著的防衛訓練

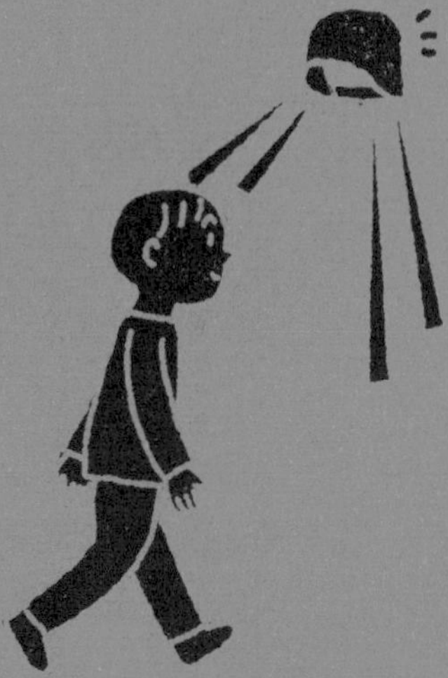

防衛訓練的目的和意義

訓練會有**什麼樣的效果**？

防衛訓練有助於避開犯罪事件，以及萬一真的遭遇犯罪事件時該採取什麼樣的措施。如何知道日常生活中哪裡藏有隱患？如何辨別哪些人會對自己構成危險？為了培養出辨識危險的「嗅覺」，就必須在日常生活中進行訓練。例如，在上班和上學的通勤路上注意觀察周圍環境，看看有沒有存在危險的可能性。想像一下坐在眼前的人突然拿出刀子時，你該有什麼樣的反應。只要每天在腦中進行這樣的訓練，就能提高應對犯罪事件的能力。

如果還能進一步練習防身術等實戰訓練那就更好了。不熟練的技巧確實無法拿來對抗持刀者；不過，哪怕只有一點點，只要知道一點應對的技巧，就足以讓人冷靜下來沉著面對。請仔細想一想經過訓練的人和沒經過訓練的人，哪一種人的生存機會更大，相信答案顯而易見，絕對是前者。

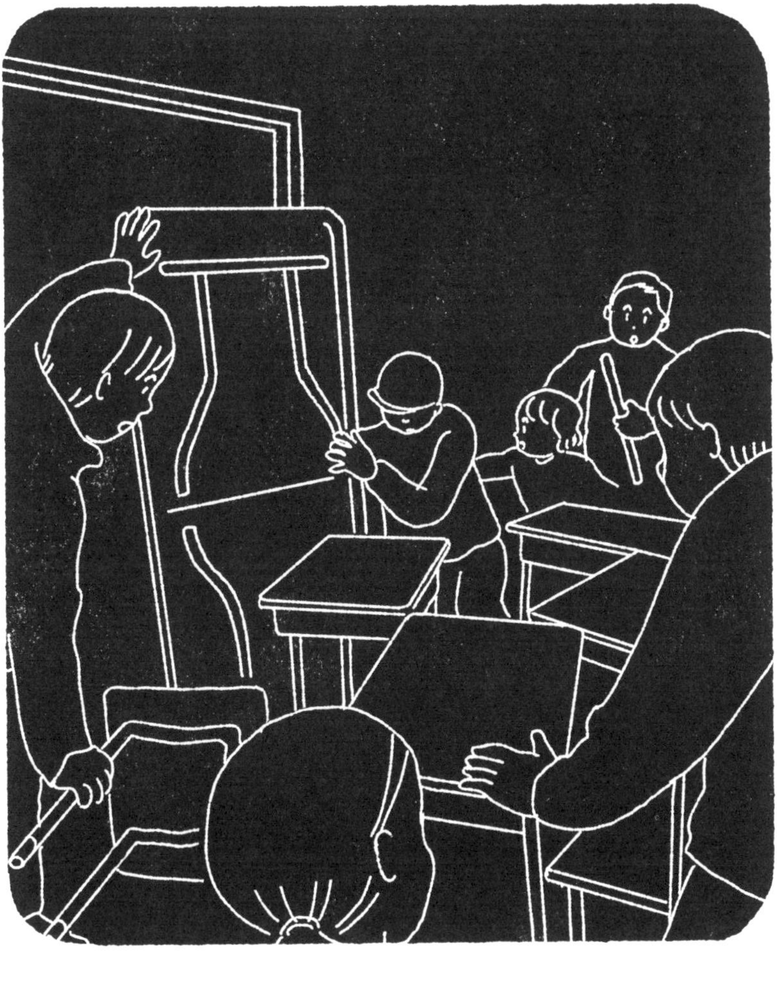

防衛意識很高的美國會進行防衛訓練

在美國，警察還會偽裝成持槍歹徒闖入學校，讓學生進行應對訓練。
真實呈現可能發生的狀況，讓訓練更具成效。

全家一起進行的防衛訓練

有家人的人，不僅是自己，更要提高全家人的防衛意識，尤其是小孩子。因此，以下想要推薦適合全家人一起進行的防衛訓練。目前有各種訓練方法，其中有種相當輕鬆、值得推薦的方法——一起到室外散步。

做法很簡單，只要全家人一起沿著經常走的路線走一圈即可，例如：上學或是去公園的路。不過要讓孩子走在前面，要求他們說出自己發現了什麼、覺得有什麼樣的危險。如此一來，父母便可以預先瞭解到孩子注意到什麼，並提出孩子沒有察覺到的危險，例如：遇到可能會被拖進去的草叢時，要走在另一側、走進沒有車子經過的小巷時要先確認是否有危險。而且，在告訴孩子可能出現危險的過程中，父母也可能會察覺到新的危險，可謂是一舉兩得。

另外，孩子在與對向的人擦肩而過時，大多都是以快撞上的距離跑過去。孩子這種天真的行為可能會引起麻煩，所以最好預先告訴孩子，有人迎面而來時要保持好距離。如果發現前方有疑似會構成威脅的人，要快速地躲到父母身後。

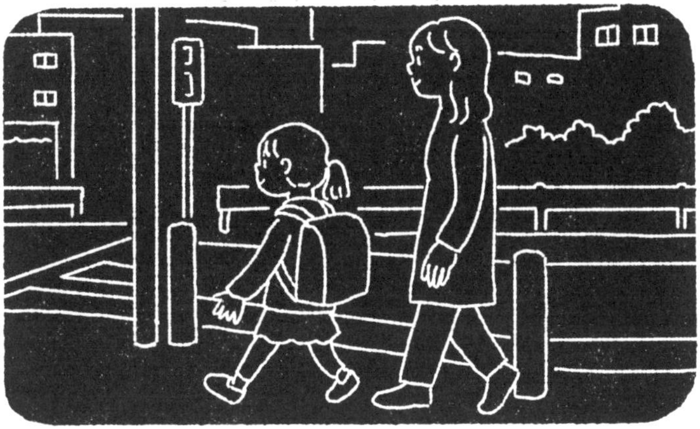

與孩子一起進行防衛訓練

建議與孩子一起走在街道上，進行防衛訓練。讓孩子走在前面，
如此就能知道孩子對周圍環境的認知程度。

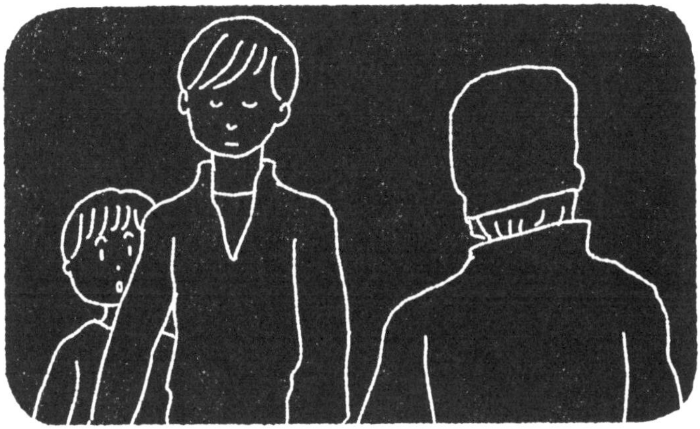

訓練孩子要躲起來

一起散步時要告訴孩子，如果有可疑的人走過來，要馬上躲到大人身後。
這樣大人也能馬上注意到危險。

護臂的效果

護臂能有效應對刀械

我們（SOU）與OTS（向日本政府機關販售訓練用品和特殊裝備等的公司）聯合開發了一種防衛用具，是材質既薄又堅固的護臂。

該護臂是專門用來應對刀械攻擊的，配戴在前臂上。主要的用法是揮開對方突然刺過來的刀子，或是打擊對方持刀的手。總歸來說，就是一種防禦工具。不過，在運用護臂採取防衛行為時，會給對方帶來相當大的傷害，能發揮顯著的防衛效果。

另一個特點是材質相當薄，戴在手上並不顯眼。簡約的設計、輕盈的重量，配戴在手上絲毫不會有不適感；即便外面再套一件衣服，身邊的人也不會發現。因此，不會讓周圍的人覺得有壓迫感。在路上進行警備活動時，就能發揮很好的功用。儘管需要接受訓練才能有效使用護臂，不過我相信在緊急情況下，這個護臂一定能夠幫上大忙的。

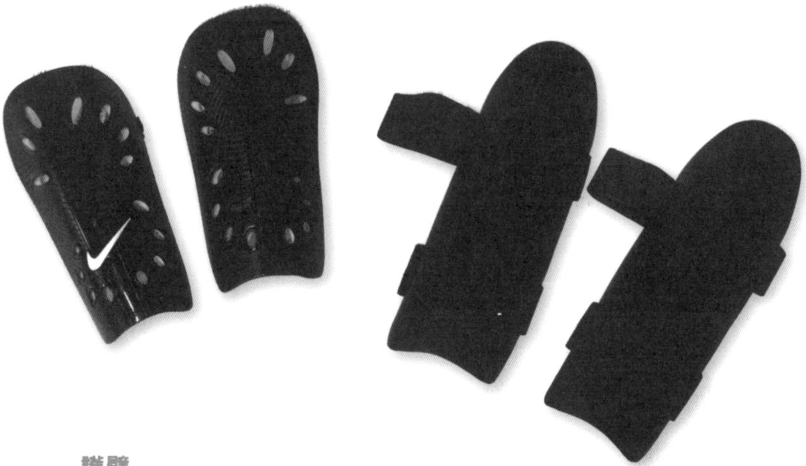

護臂

護臂的材質既薄且堅固，能發揮顯著的防身效果（右）。
也可以在足球護脛（左）上動點巧思，用來替代護臂。

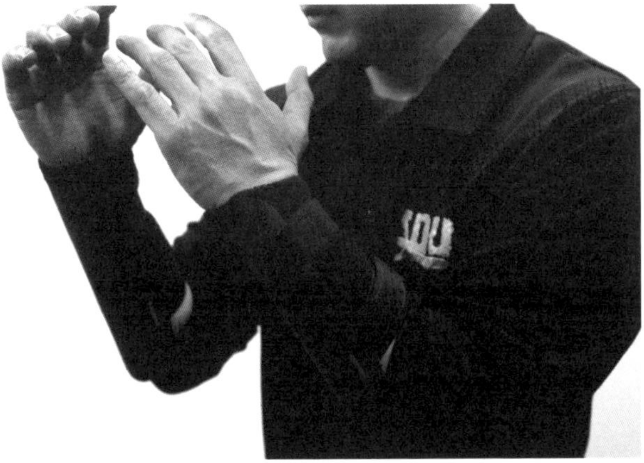

護臂的穿戴方法

抬起雙手擺出防禦姿勢時，穿戴在朝著前方的前臂處。
魔鬼氈的穿脫很方便，也能自由調整貼合程度。

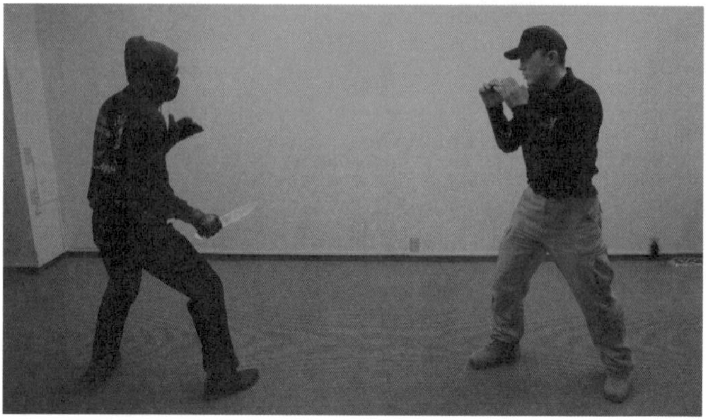

擺出穿戴護臂時的姿勢

擺出側身面對對方的姿勢，舉起雙手保護頸動脈。
與拳擊不同，將慣用手擺在前面更容易做出揮擋的動作。

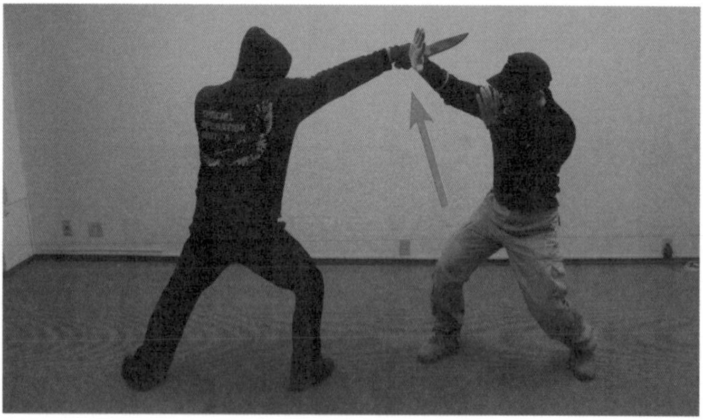

揮向右邊

在對方將刀子刺向自己的臉部時，右手稍微往右側抬起，
將護臂擋在對方的手背或手腕附近，並揮向右上方。

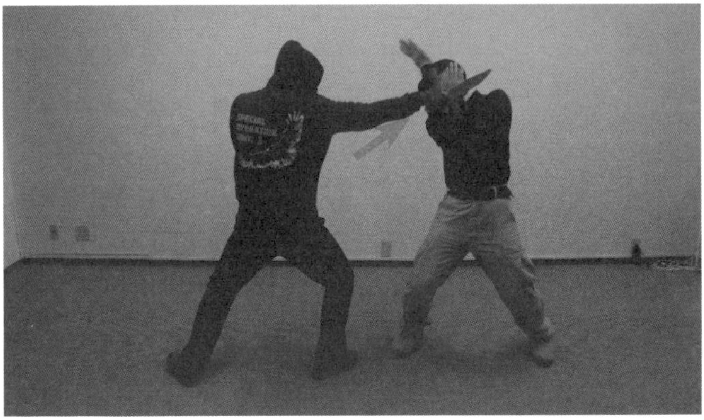

揮向左邊

面對刺過來的刀械，以右手的護臂擋在對方持刀那隻手的拇指附近，
並揮向左邊。左手也跟著右手上抬，以保護臉部和頸部。

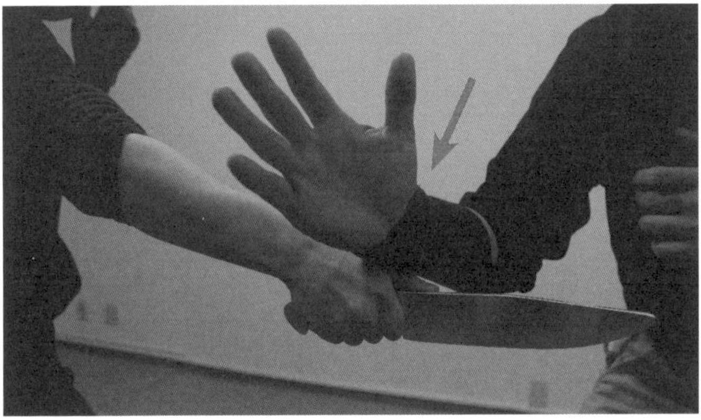

擋住對方的手

將護臂擋在對方拇指根部連接到手腕的部分，對方會感到極度疼痛。
在這種情況下，對方大多會因為疼痛而鬆開刀械。

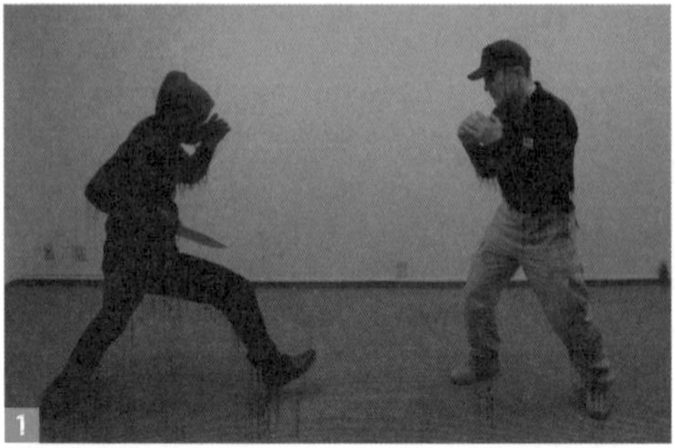

1

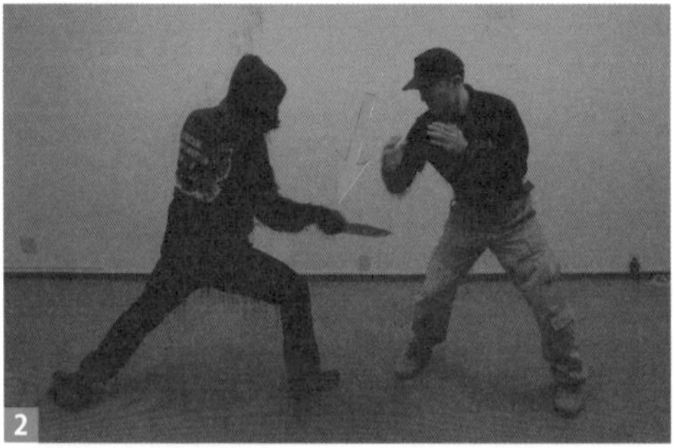

2

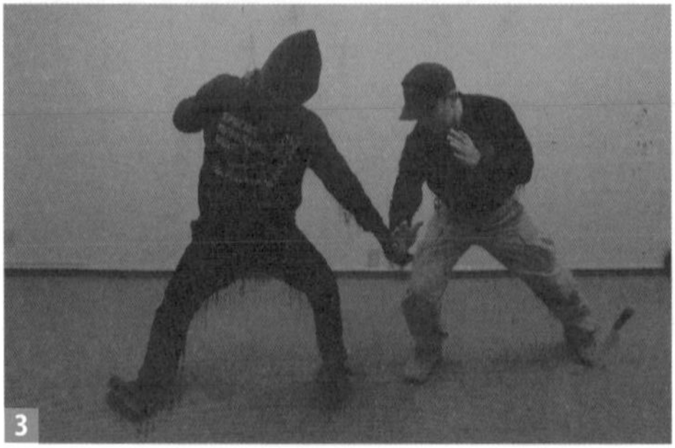

3

從上方撞向對方的手

當對方拿刀子朝腹部刺過來，在扭動身體避開的同時，右手往下揮，用護臂撞擊對方的手。小幅度快速地往下揮，就能得到撞擊的效果。大幅度用力揮動反而容易失敗。光是這個動作就足以讓對方感受到極大的衝擊了。

應對來自左側的攻擊

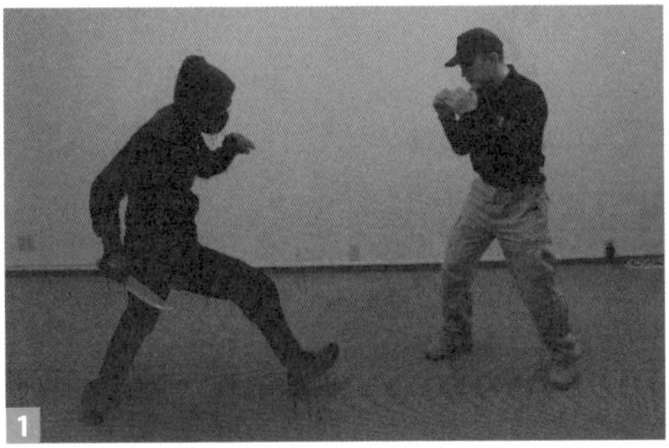
1

以左手揮開

對方右手持刀從右側刺過來時，也可以用左手來應對。將左手的護臂位置往下伸，擊擋在對方的手部內側。如果臨陣退縮的話，手臂會無力，導致無法順利擋住刀子。

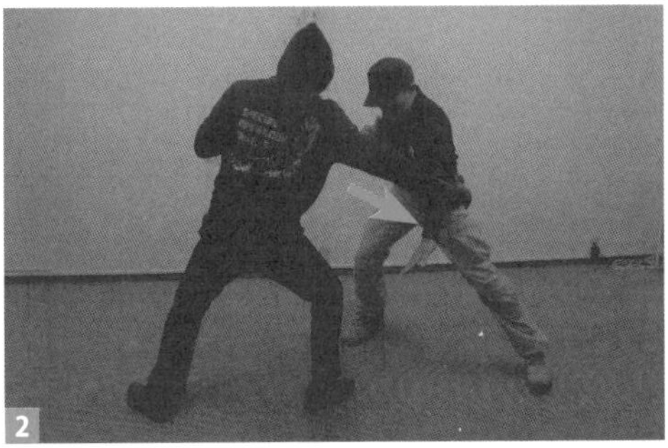
2

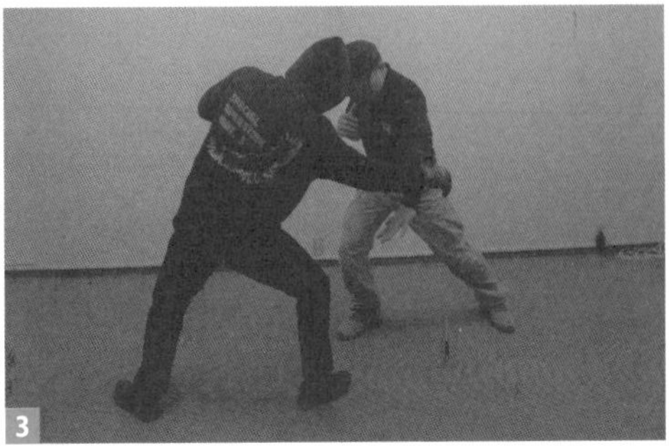
3

在下揮的時機點撞擊

對方由上往下揮刀時，要看準時機和刀刃的方向，像是等待般地用右手或左手的護臂撞擊對方的手。若因恐懼或焦躁而將手伸向對方，將會出現失誤、露出破綻。

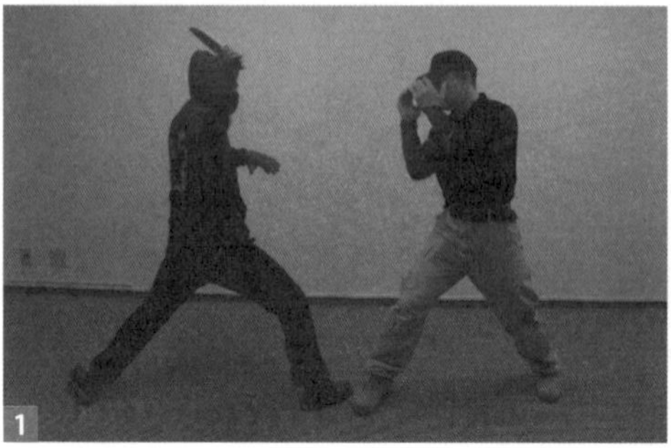

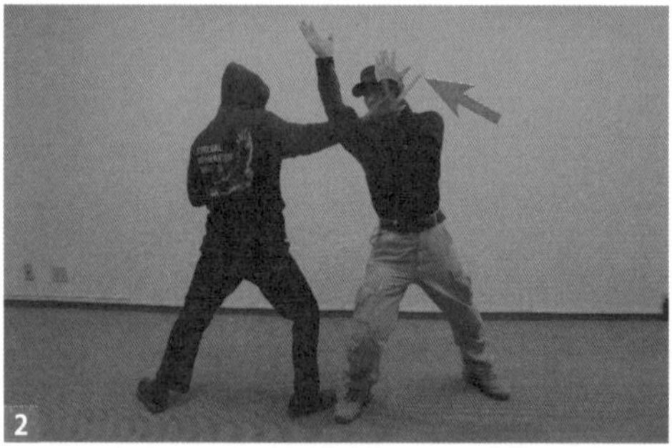

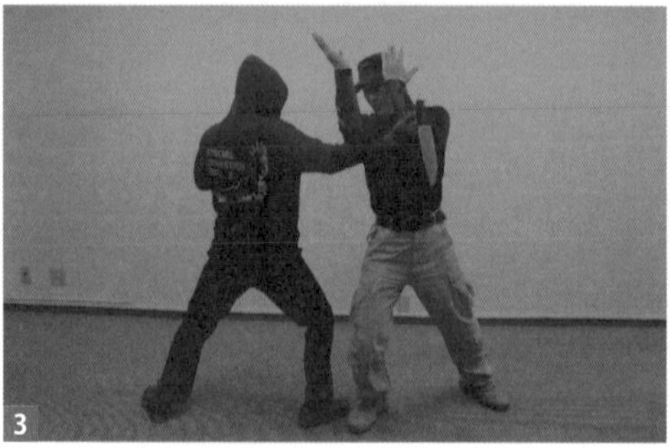

應對來自上方的攻擊　其二

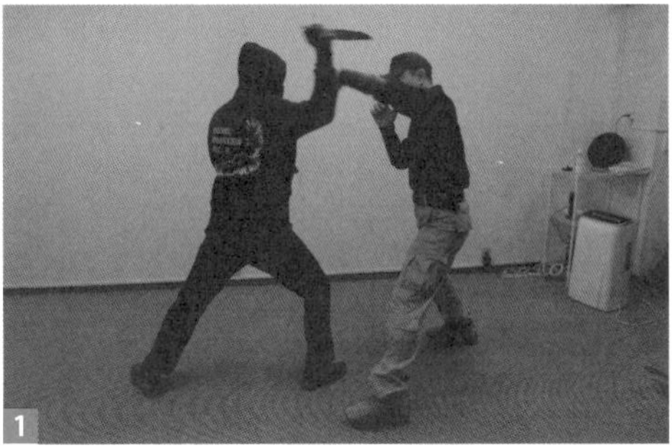
1

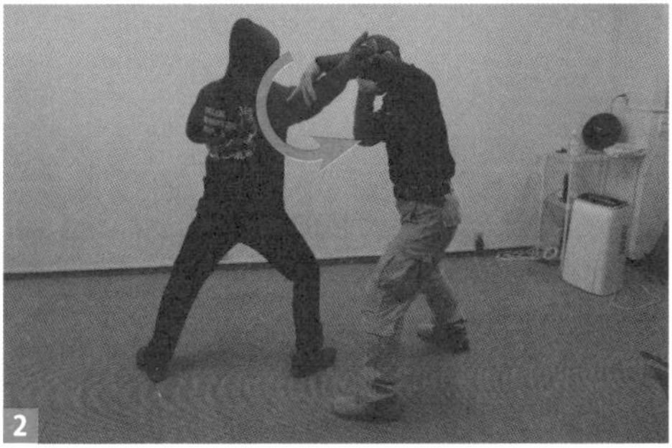
2

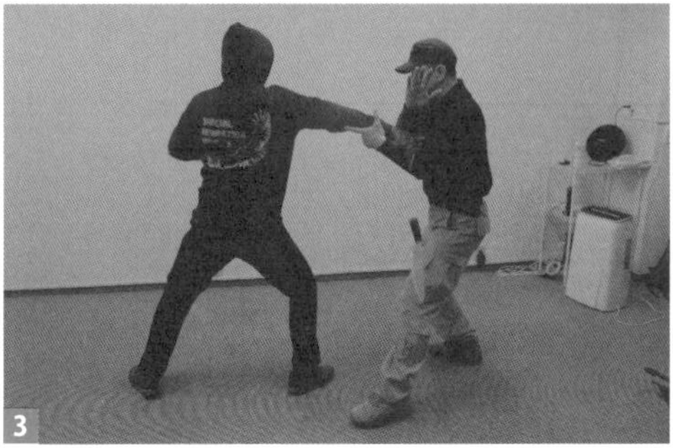
3

對方反手持刀時的應對

反手持刀往下揮砍是種充滿殺意的動作。對方右手往下揮後，用左手護臂擋住，同時將手轉到對方的手臂後面，往自己這側旋轉。就以這個姿勢拉直對方的肘關節，讓刀子掉落。此時要用右手護住臉部和喉嚨。

使用棍棒

棍棒的功能

所謂的棍棒，簡單來說就是有一定長度的棒子。市面上也有販售防身用的警棍，但大多是金屬製的，具有相當的重量，對於沒有受過訓練的人來說，使用上有一定的難度。因此，這裡使用的是木製的木棍。製作方法是鋸下一段比較細、容易抓握的木材。長度太長會不好操作，容易露出破綻，導致對方有機會輕易抓住木棍，所以長度最好跟手臂到指尖的距離一樣。推薦掃把和拖把等的握柄，既輕盈又堅固。

這種木棒的打擊力不如沉重的警棒，但在撞擊上仍然能讓對方感受到劇烈的疼痛，以至於握不住手上的刀械。木棒還有一個優點：重量輕盈，能輕鬆揮動；在對方動作時，可以迅速反應並給予撞擊。

木棒沒有很長，但與大部分的刀械相比，攻守範圍更廣，能占有更大的優勢。理想的用法是舉起木棒時，為了讓對方看不清你的攻守範圍，在對方的刀子無法觸及的距離，用力打擊對方的手，使刀子落地。

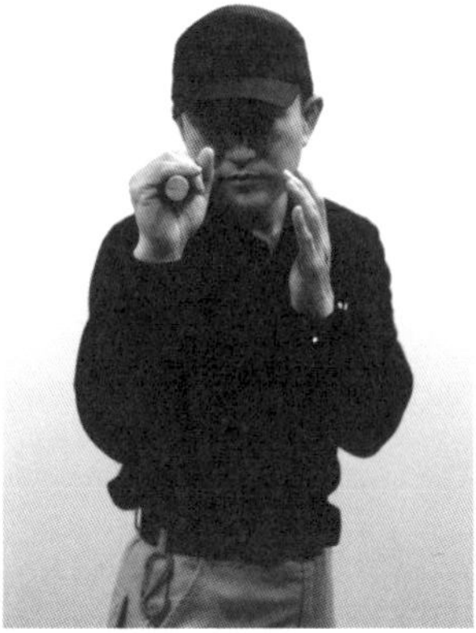

擺出對方看不出棍棒長度的姿勢

以這樣的架勢來面對，可以讓對方看不見棍棒，使自己處於有利的位置。

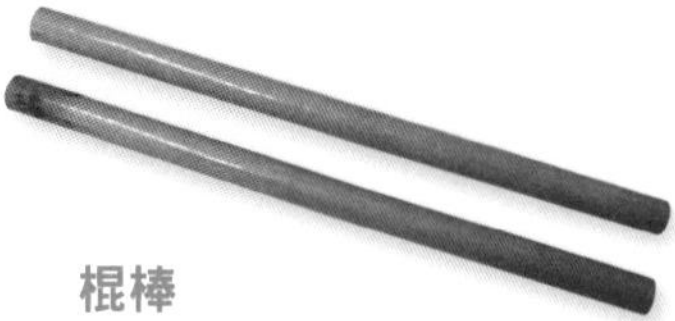

棍棒

圖中是從拖把的握柄鋸下來的木棒。長度建議與自己的手肘到指尖的距離一樣長。

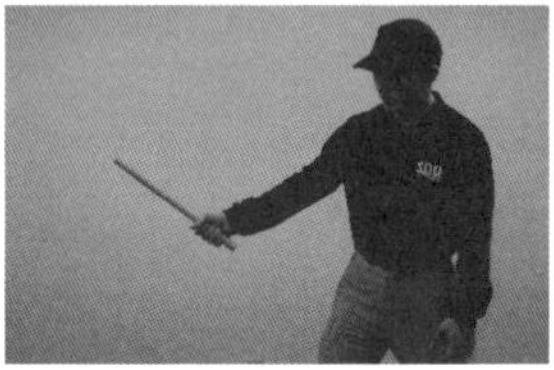

活用攻守的範圍

使用棍棒可以擴大攻擊的範圍。

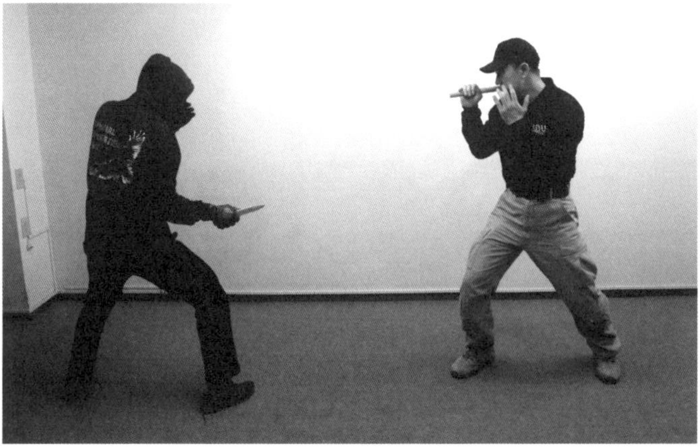

測量雙方之間的距離

藉由訓練瞭解自己的棍棒有多長、攻擊的範圍有多廣，
在面對暴徒時，就能冷靜行動。

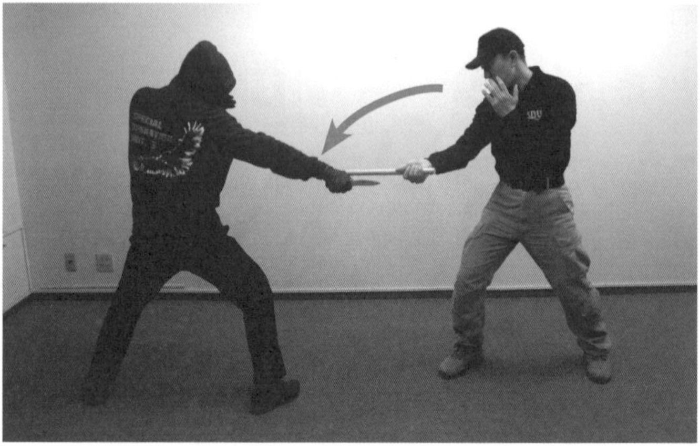

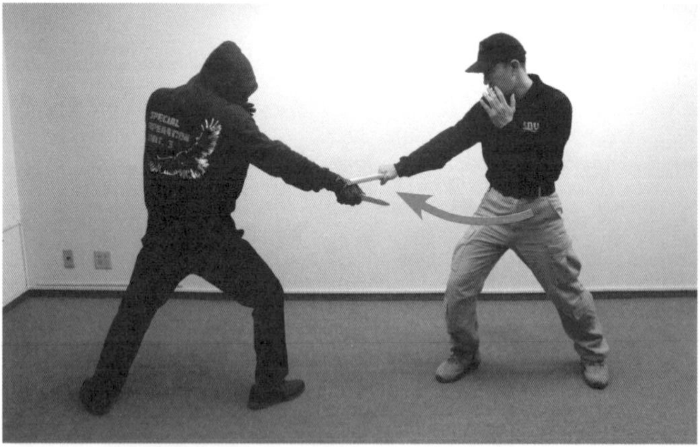

擊打持刀的那隻手

在對方威脅性地將持刀的那隻手往前伸時，就是絕佳的攻擊機會。
轉動手腕，用力將棍棒往下揮，擊打持刀的那隻手，使刀子掉落。

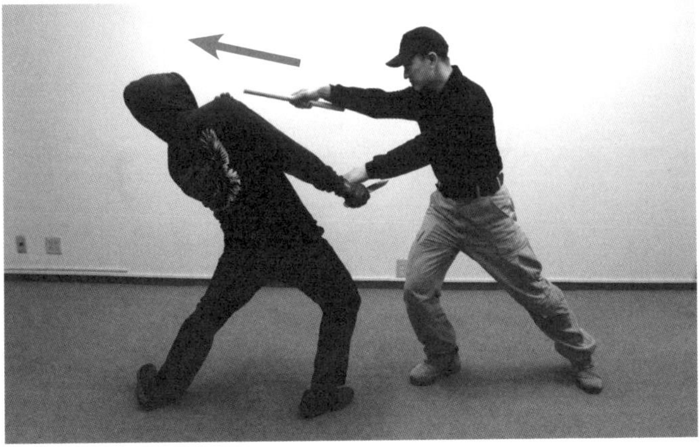

刺向臉部

刺向臉部也能得到效果。側身往前踏出一步，同時用棍棒刺向對方的臉部。
這時要注意對方持刀那隻手的動向。

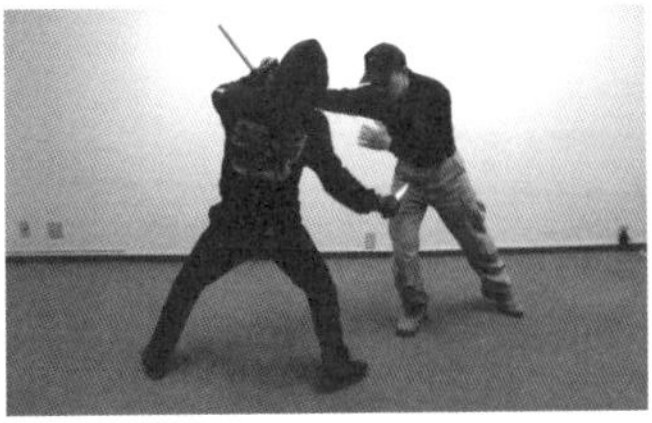

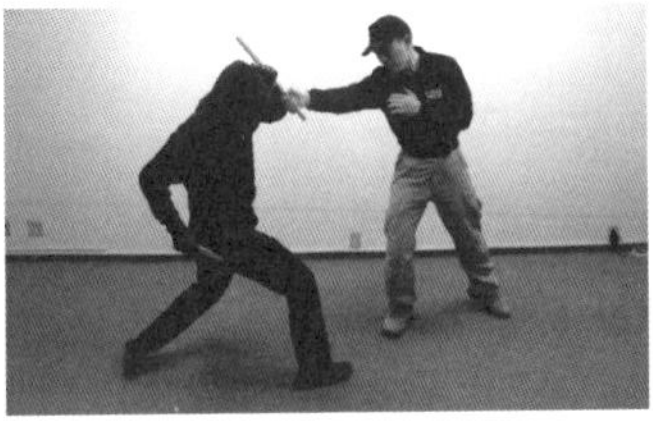

不可以毫無計畫地出擊

沒有計畫的攻擊只會遭到反擊。在我方攻擊範圍更遠，
更占優勢時強行進攻，棍棒可能會被對方抓住。

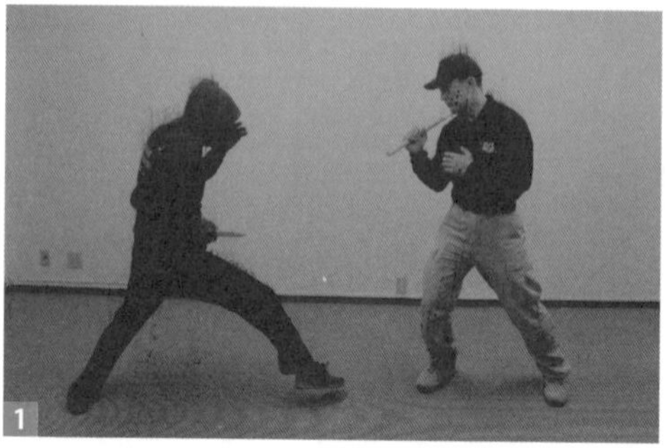

準備接下攻擊

觀察對方的攻擊時機和刀刃的走向。握住棍棒時，不要握在末端，而是握在靠近中間處。

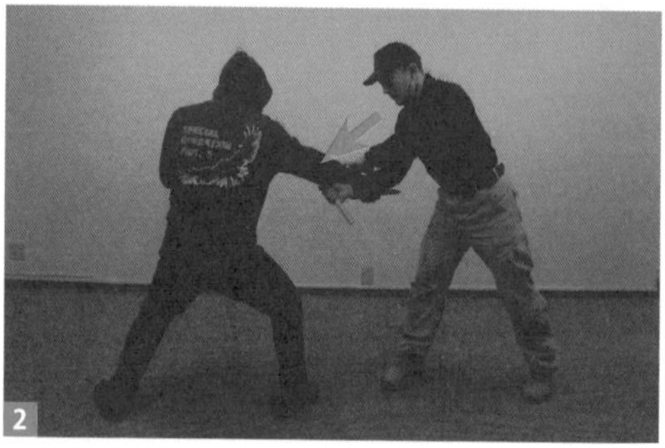

擋開攻擊

對方一刺過來，用前臂揮擋的同時，抓住對方的手。

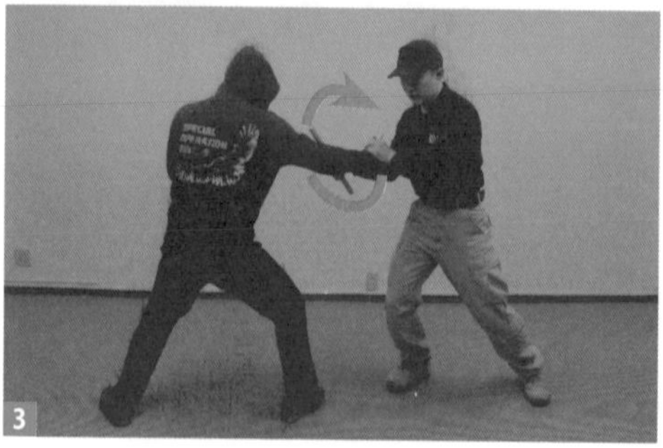

抓手

抓住對方的手，同時將棍棒從對方的手臂底下轉到內側。

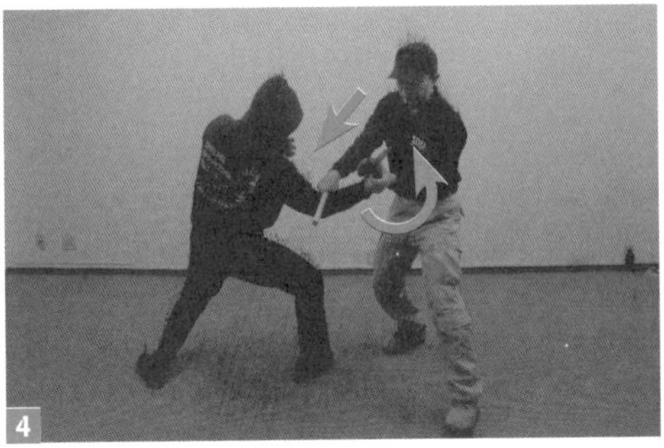

用棍棒壓住手肘

將棍棒壓在對方的手肘內側，扭轉持刀的那隻手。

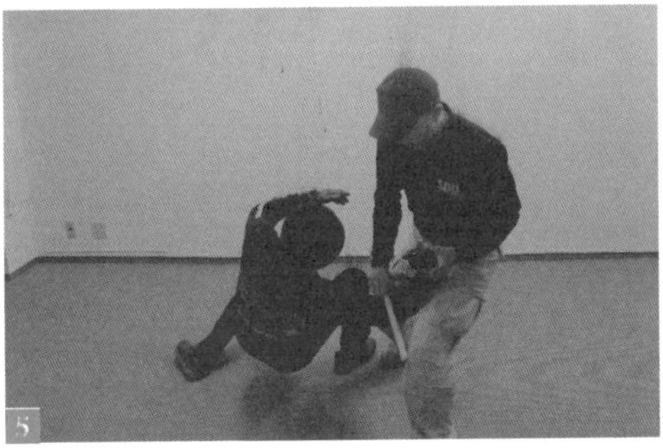

直接壓倒對方

抓住對方手臂，順勢將棍棒往下壓，使對方失去平衡摔倒。

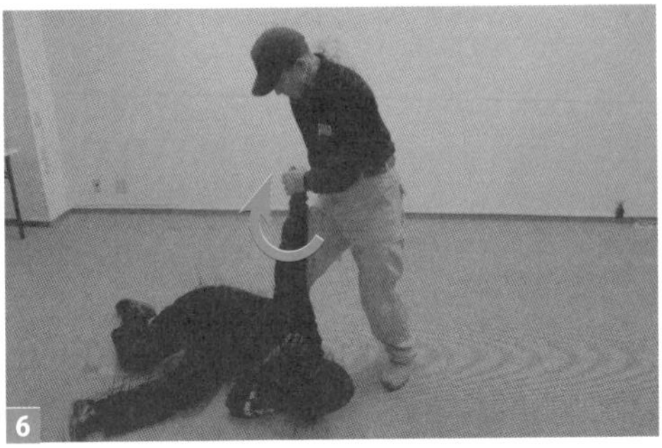

固定手臂制伏對方

用腳壓制對方身體，同時伸直並扭轉對方的手臂，使刀子掉落。

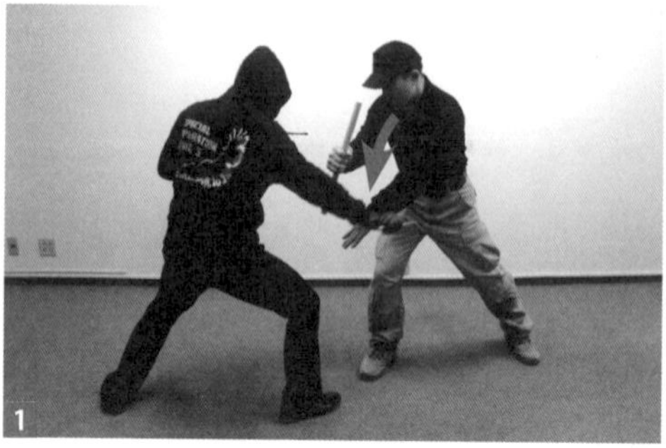

用左手揮擋

以左手前臂揮擋對方刺過來的手。棍棒要握在中間附近。

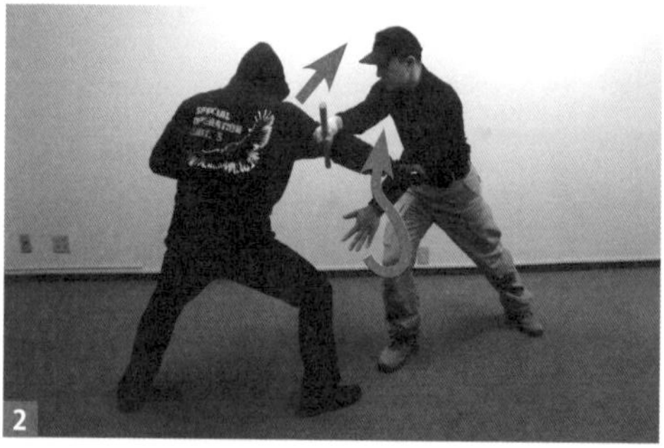

將棍棒靠在對方的手肘上

左手抵擋攻擊，並將握著棍棒的右手小指那側，靠在對方的手肘內側。

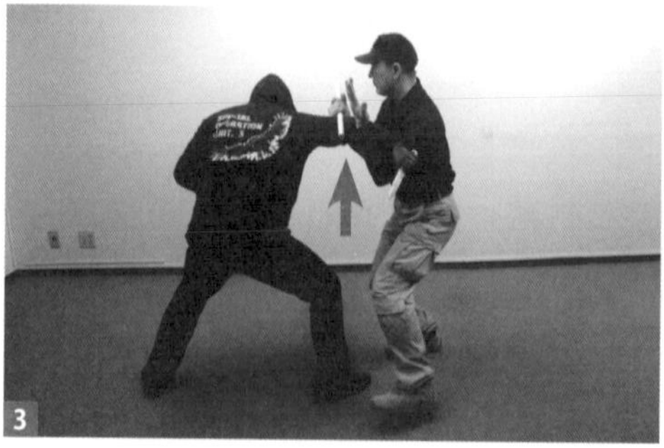

以左手和棍棒固定對方的手臂

以棍棒靠在對方手臂的姿勢，將左手伸直，呈現由下抱住對方手臂的姿勢。

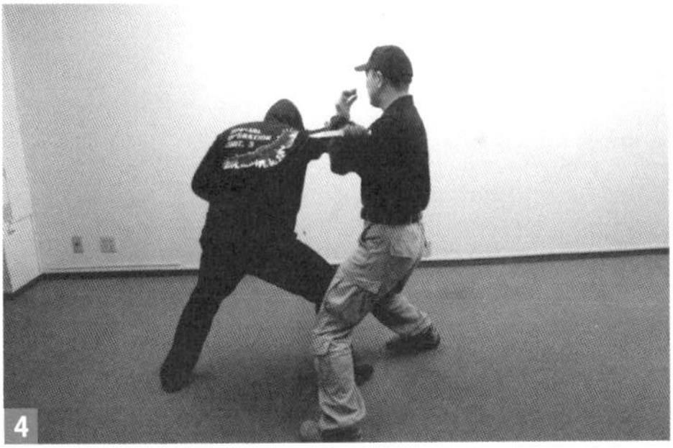

扭轉手臂使刀子掉落

左手往上抬，將對方的手臂扭轉抬高，使刀子落地。

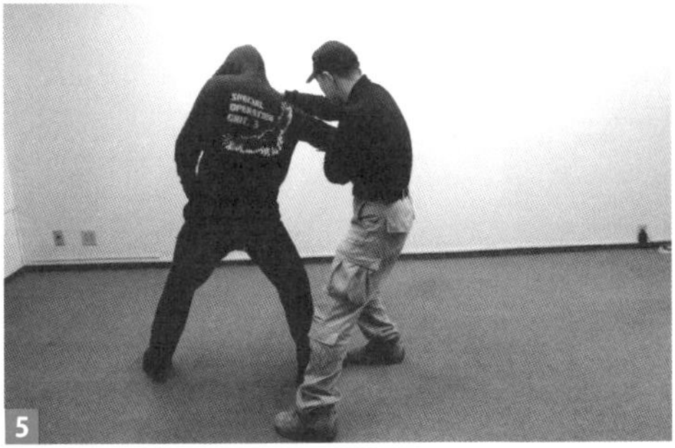

用棍棒壓住對方的頸部

抓住對方手臂，移動到背後，用握住棍棒那隻手的拇指那側壓住對方的喉嚨。

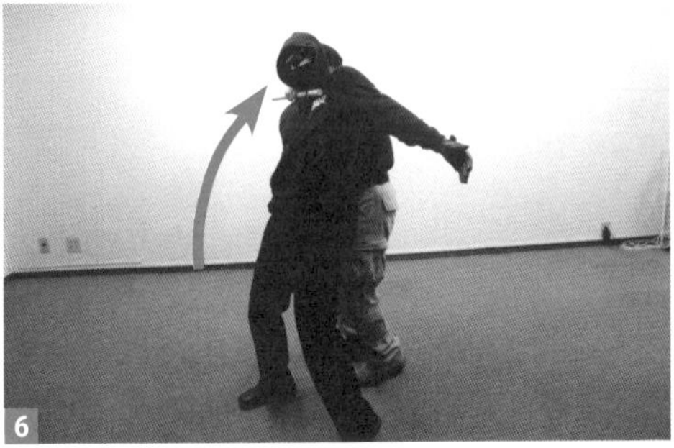

將對方的身體往後推壓制伏

邊將對方的右手臂往後拉，邊將棍棒往下壓，將對方的身體往後推壓。

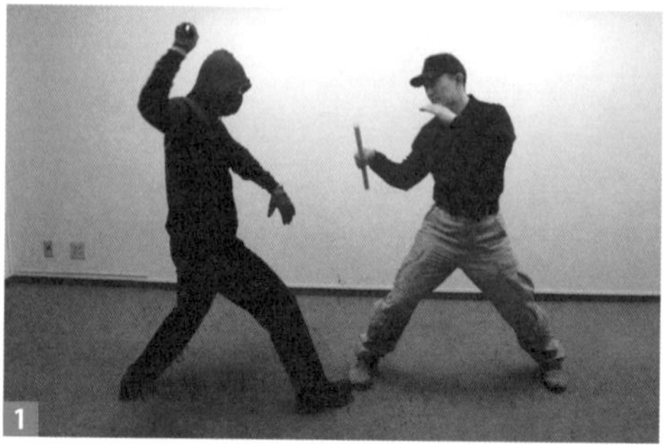

1

觀察對方的動作

握住棍棒中間部分，防守的同時，確實看清對方的攻擊。

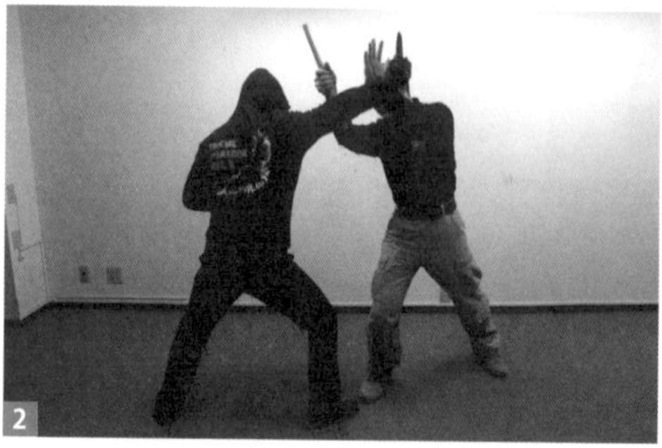

2

接住攻擊

看準刀子往下揮動的時機，用握著棍棒的那隻手接住攻擊。

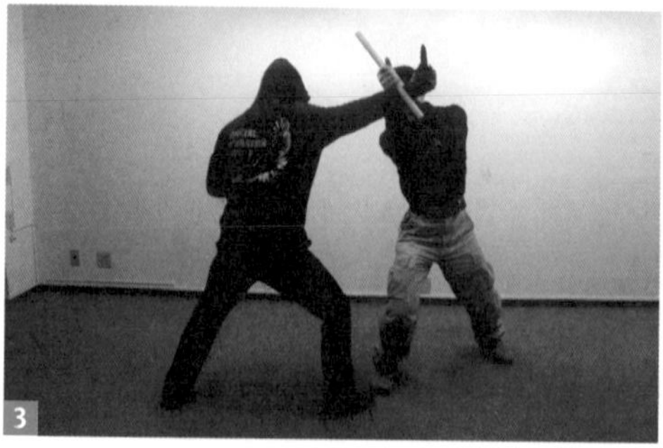

3

棍棒靠在對方的手臂上

將拿棍棒那隻手的小指側靠在對方的手臂上，同時用左手抓住對方的手腕。

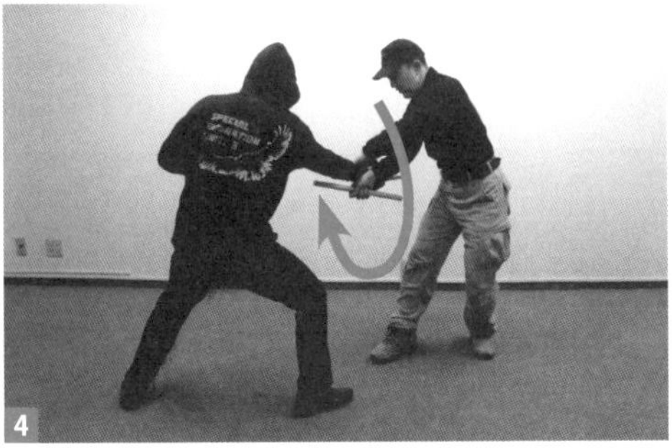

將棍棒轉向內側

握棍棒的手貼著對方的手臂，往下繞到內側。

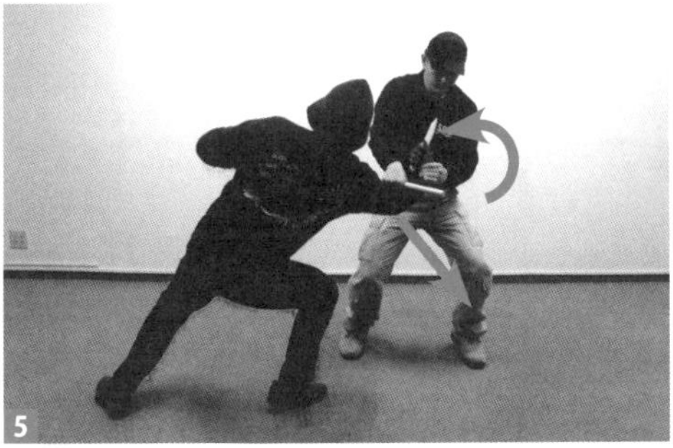

壓住手肘

用左手將對方的手腕往內折，同時將棍棒將對方手臂下壓，使之跌倒在地。

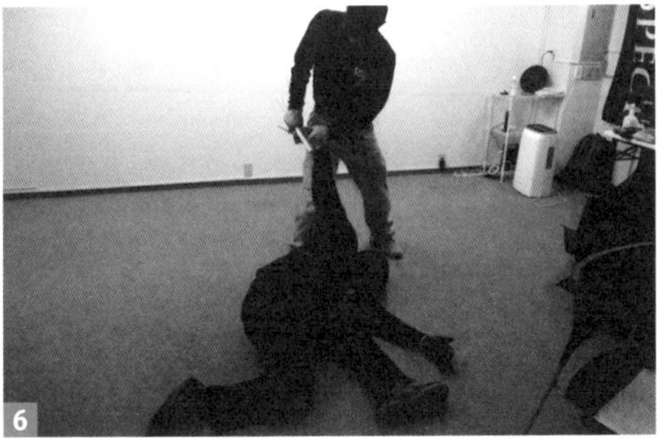

使對方摔倒並扭轉其手臂

扭轉對方手臂，使其放開刀子。也可以踩著對方的臉。

練習使用月牙棒

月牙棒要多人一起使用

月牙棒經常出現在日本的時代劇中，現在也有許多教育機構和車站也會放置月牙棒當作防衛武器。實際上，要用月牙棒抓捕暴徒是相當困難的。

首先，各位必須知道，這個工具單獨一個人使用是無法發揮壓制功能的。月牙棒最基本的用法是用U字型的前端夾住對方，將其推壓到牆上或地上。如果單獨使用月牙棒，暴徒很輕易地就能抓住前端或是握柄並順利逃脫；最糟糕的狀況是月牙棒還可能會被對方搶走。因此，必須多人一起行動，一人拿一把同時使用。

最少也要兩個人以上，一個人夾住膝上、一個人夾住腹部，將其推壓到牆上，如此就能讓對方動彈不得。從不同的方向推壓也是使用上的要點，三個人從不同方向圍堵，即使是沒有牆壁的地方，也能將目標壓倒在地上。尤其是從前方用力推壓對方的雙膝上方，無論對方多麼有力氣，都無法推開，效果相當好。

另外，存放月牙棒的地方應該是所有可能用到這個工具的人都能拿到的地方。

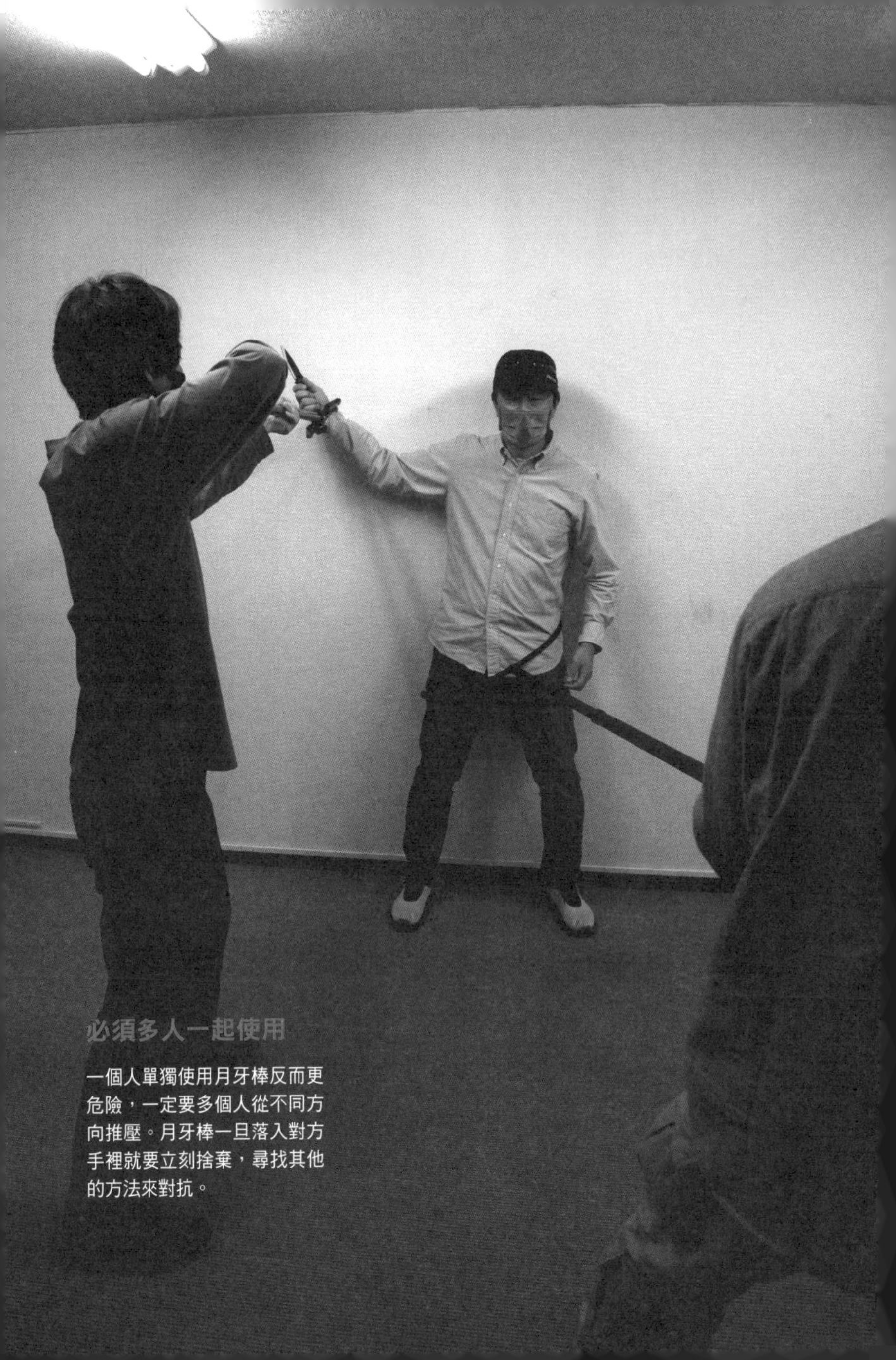

必須多人一起使用

一個人單獨使用月牙棒反而更危險，一定要多個人從不同方向推壓。月牙棒一旦落入對方手裡就要立刻捨棄，尋找其他的方法來對抗。

急救訓練

最重要的是止血

在遇到刀械犯罪事件時，很可能會受傷。無論受害者是自己還是他人，最重要的是瞭解緊急處理的方法。雖說如此，但如果是一知半解或是不熟練，那麼在幫人處理受傷部位時，反而可能使傷口更加惡化。如果接受治療的人之後死亡或是留下後遺症，根據當下是否應該處理傷口，可能會演變成訴訟問題。所以一般做的頂多是「緊急」處理。

在刀械犯罪事件中，死因大多是出血過多。因此，最佳的緊急處理是利用直接加壓止血法來止血。直接加壓止血法的作法是用紗布用力按壓出血部位，是種既簡單又有效的止血法，希望各位都能學會。

然而，在用此方法幫助他人止血時必須戴上醫療用手套，以防止感染。也可以用塑膠袋來代替，為了避免因為沒有手套而無法處理的情況，建議平時就要隨身攜帶手套。

直接加壓止血法

用布用力按壓出血的部位來止血的方法。按壓時最好使用專門的止血棉或是已殺菌的醫療用紗布。可以的話，最好與手套一起隨身攜帶。

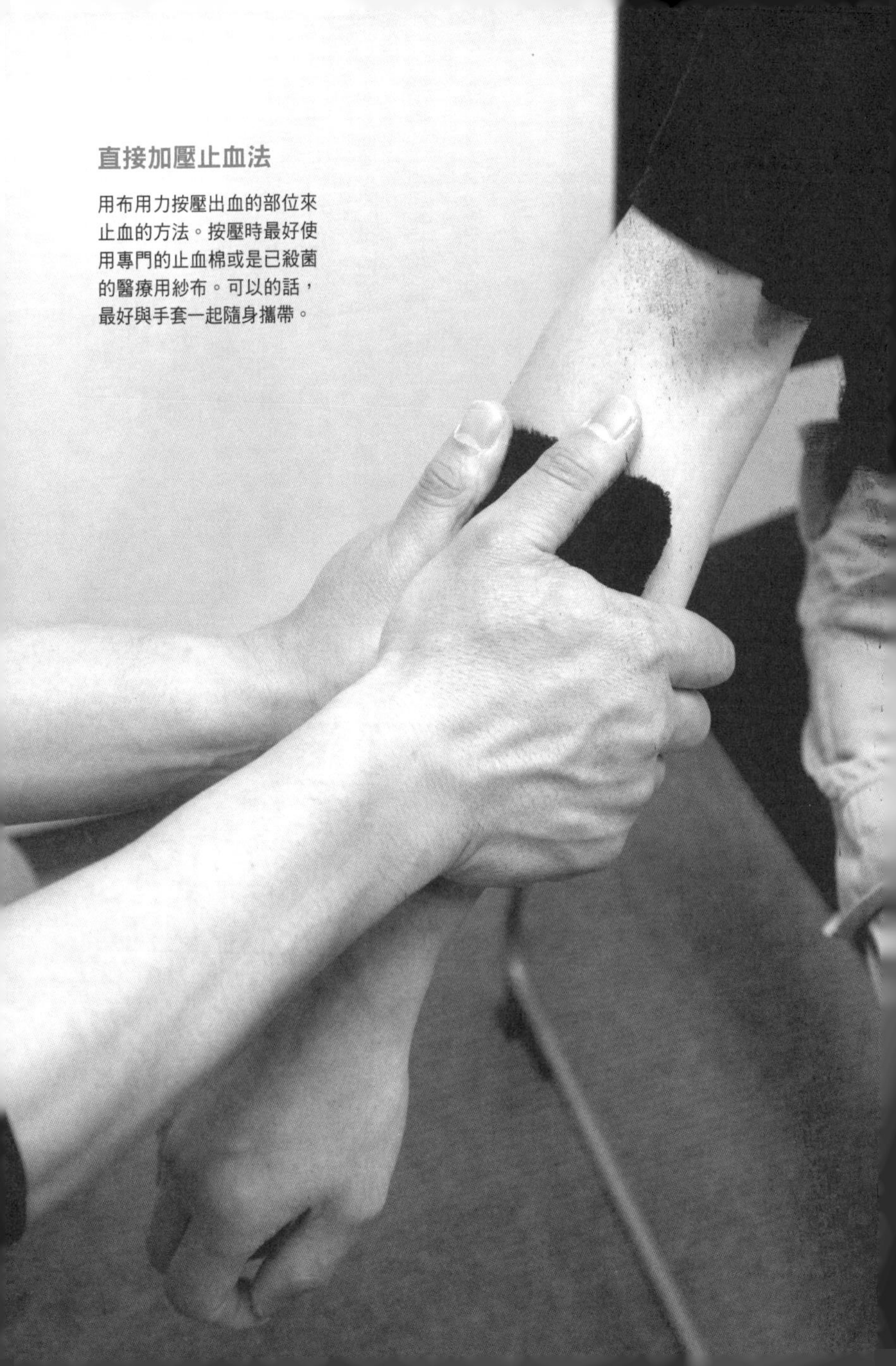

使用止血帶

止血帶是一種止血工具，主要的使用者是上戰場的士兵。止血帶的運用範圍僅限於四肢，在出血處附近用止血帶纏緊，以此來止血或是防止出血。

將止血帶纏繞在比出血處更靠近心臟的一側，並用魔鬼氈固定。之後旋轉旋壓棒，將止血帶扭緊，以阻止血液的流動。完成後，在規定處記錄纏繞的時間。如果血流長時間停止會導致細胞壞死，進而必須切斷手腳。所以每三十分鐘就要放鬆一次，讓血液流動一到兩分鐘。由於是有可能造成截肢的止血法，所以只會用在危及性命的情況。

順帶一提，美國士兵規定每人身上都要有一條止血帶，在幫他人止血時，必須用受傷者的止血帶來止血。如果使用自己的，在自己需要時就會陷入沒有止血帶的困境。

此外，有時會要求由受傷者拿著旋壓棒，以此來防止傷者失去意識。

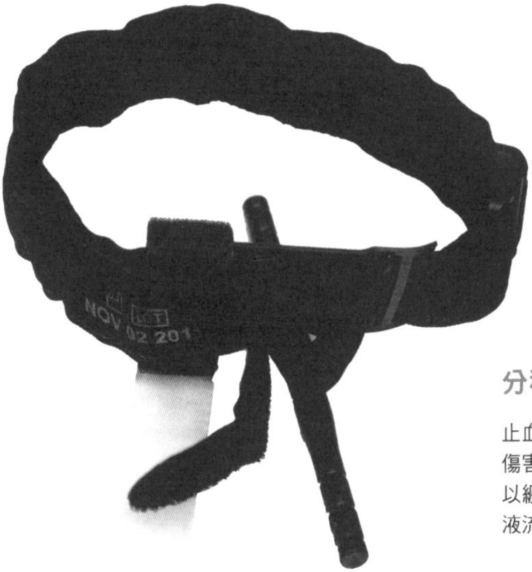

分秒必爭的時候

止血帶用在手腳等處受到致命傷害時，例如動脈被切斷等。以纏繞止血帶的方式來阻止血液流動，讓傷口不再出血。

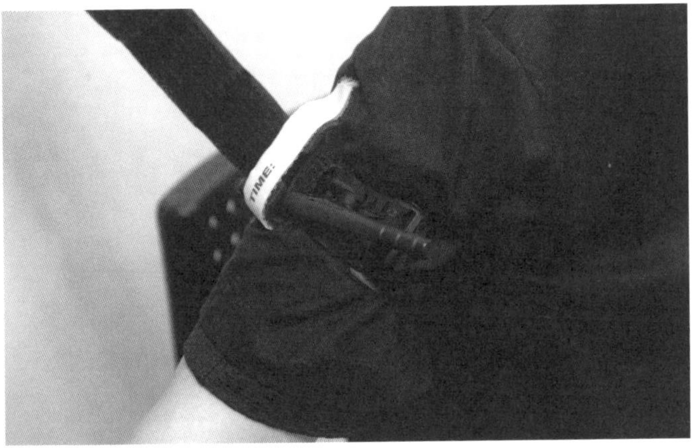

要纏在比傷口更靠近軀幹的地方

要將止血帶纏在比傷口更靠近心臟的地方，並將旋壓棒扭緊。
每30分鐘要放鬆一次，以避免細胞壞死。

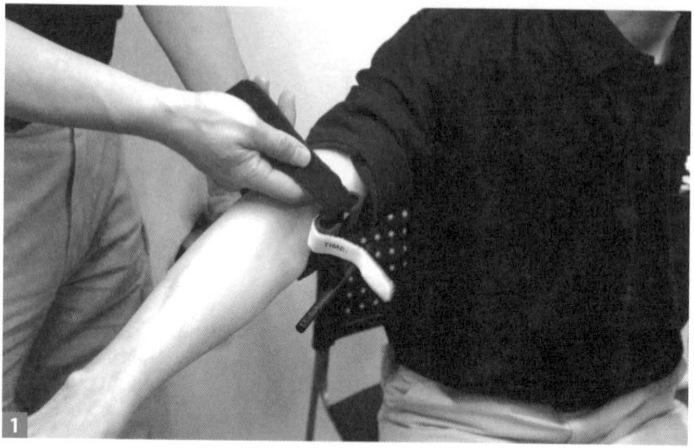

纏繞在比傷口更靠近軀幹的地方

首先是鬆開或解開止血帶，將其纏比傷口更靠近心臟的一側。實際上，這也是考慮到大量流血，導致無法知道傷口在哪裡的情況時，最快的解決辦法。

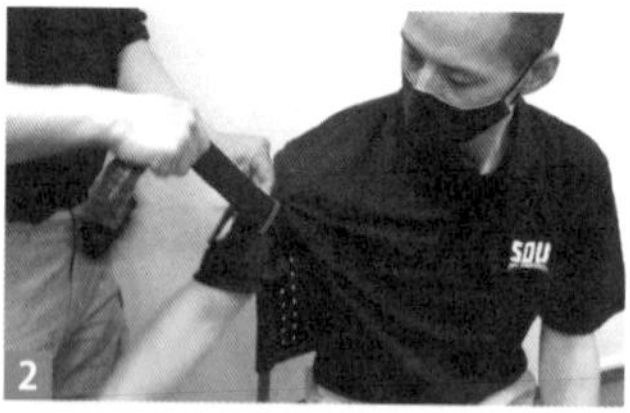

盡可能地纏緊

為了纏緊，所以要盡量用力拉。

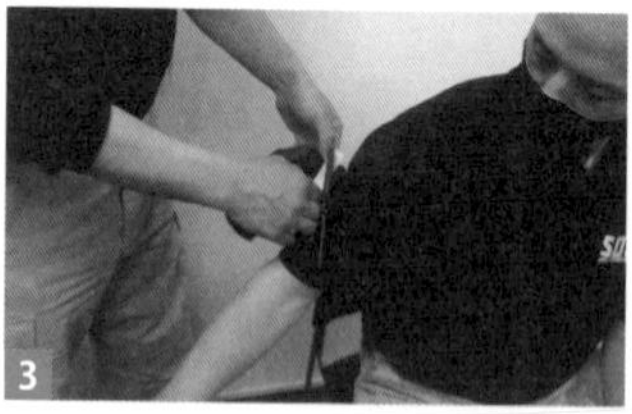

旋轉旋壓棒

旋轉旋壓棒，扭緊止血帶。

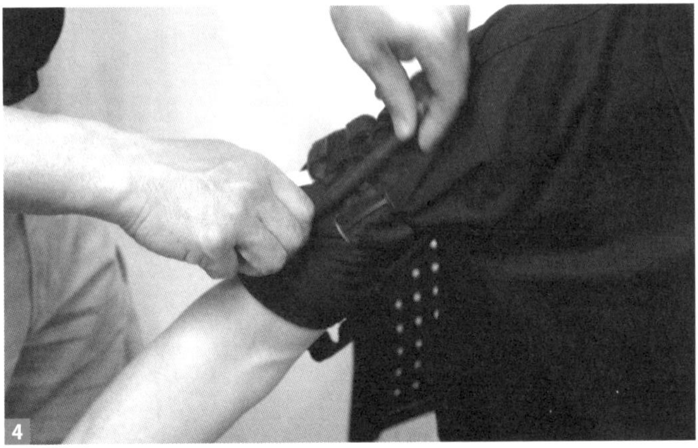
4

轉到不再流血

扭緊過程中，傷者一定會感到疼痛，有時甚至會痛到大聲哭喊，
但必須繼續旋轉直到不再出血。

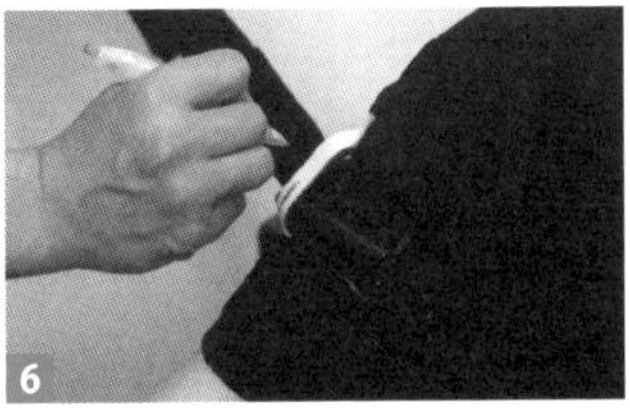
6

記錄時間

記錄纏繞的時間，以便每30分鐘放鬆一次。

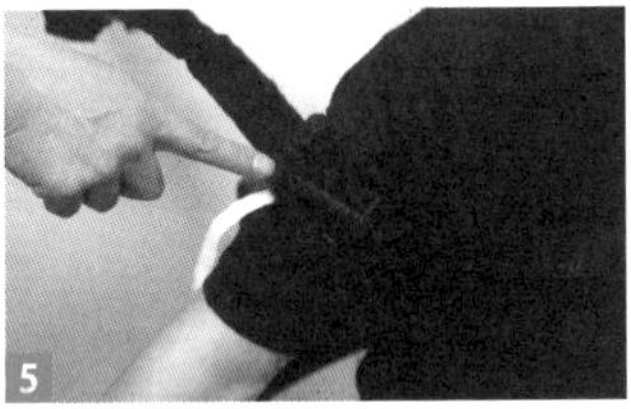
5

固定旋壓棒

傷口停止出血後，停止旋轉旋壓棒，並以這個狀態固定旋壓棒。

有助於防衛的產品

各種防衛產品

流通於世界各地的防衛產品其實非常多，在網路上搜尋會看到有很多方便到令人吃驚的產品。以下要介紹幾個能發揮驚人效果的防衛產品。

在家庭防衛方面有照亮死角的感應燈與踩了就會發出聲音的防盜碎石。此外，也可以在家中各處擺放催淚噴霧器或是防狼棍，以便對付闖入的歹徒。在家裡或公司放一些可以降低刀械傷害的用品會更安心，如防刺背心、防刺手套以及防護盾等。這些用品如果無法在緊急狀況下快速拿出來使用，那就沒有任何意義了；所以家庭中的每一位成員、公司裡的職員都必須知道擺放的地點在哪裏。

戰術槍燈也是發生災難時會想帶在身邊的工具，但持有戰術槍燈會成為《輕犯罪法》的取締對象。實際上，在日本也出現過因為沒有正當理由卻攜帶手電筒，而遭到逮捕的例子。

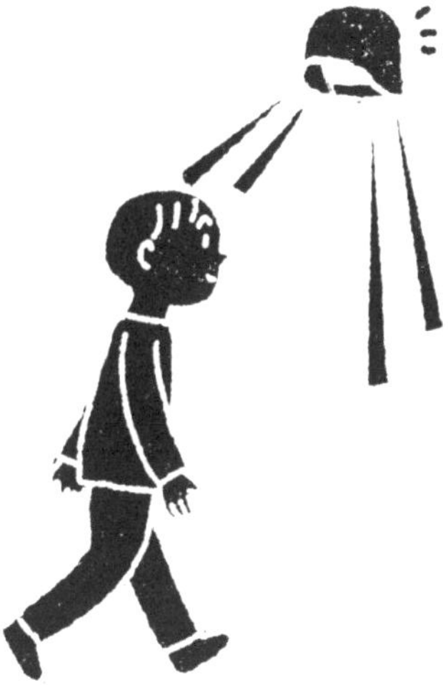

感應燈

因感知到人體的動作而發光的燈。安裝在家中的死角處可以發揮顯著的效果。

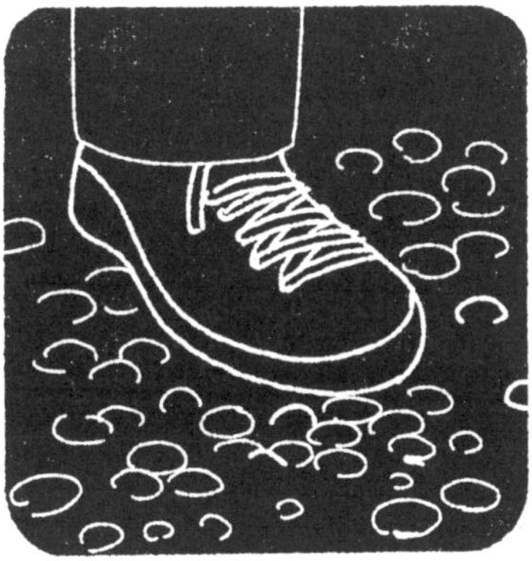

防盜碎石

將一踩就會發出聲音的防盜用碎石鋪在房子周圍，就能得知有入侵者了。

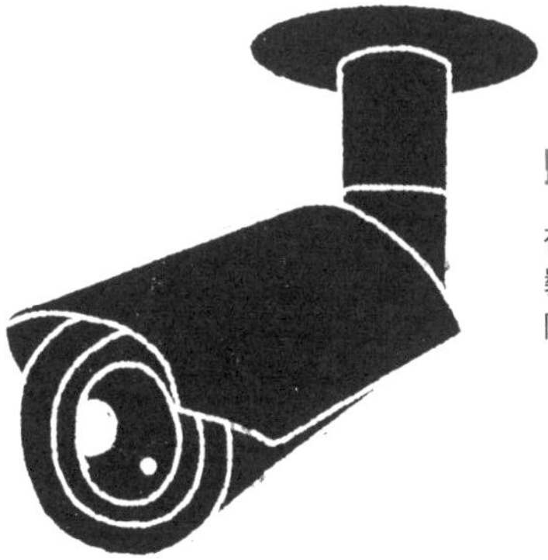

監視器

在看得見的地方安裝監視器，能有效防止犯罪。

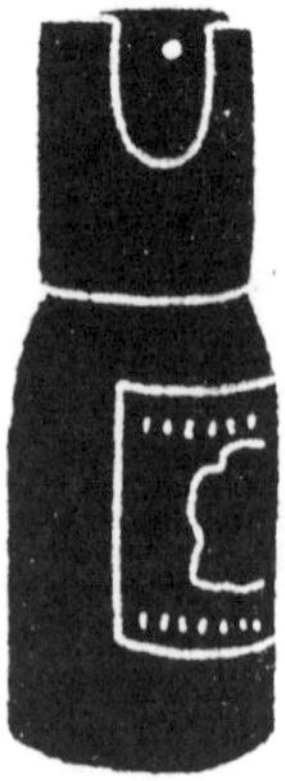

催淚噴霧器

用來噴歹徒眼睛的噴霧器。
使用時要小心，在室內噴灑
可能會連自己也遭殃。

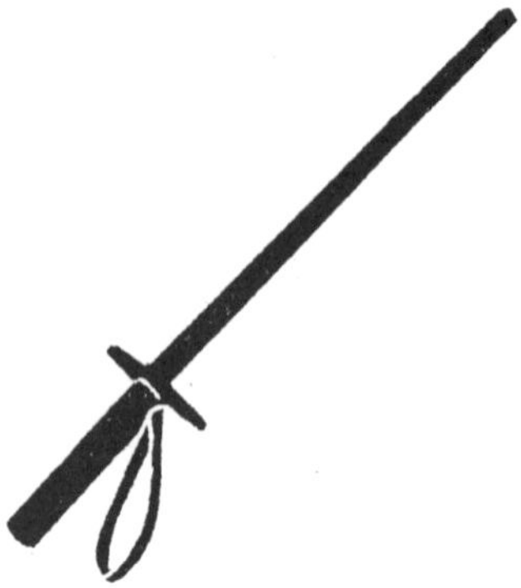

棍棒（警棍）

可以在家中的安全室裡
準備一支，以防萬一。

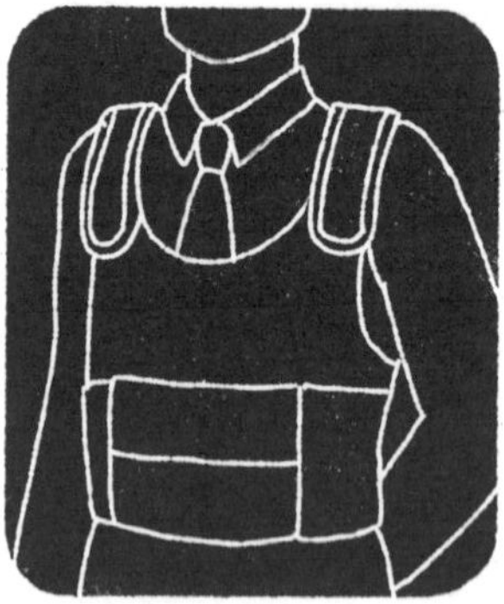

防刺背心

購買時必須要多加留意，有些劣
質品無法防止刀械穿透。

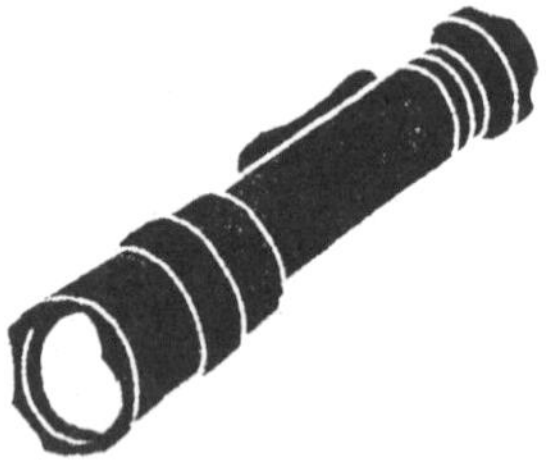

戰術槍燈

發出的強烈光線能阻止對方
行動，堅固的材質還能拿來
作為攻擊武器。

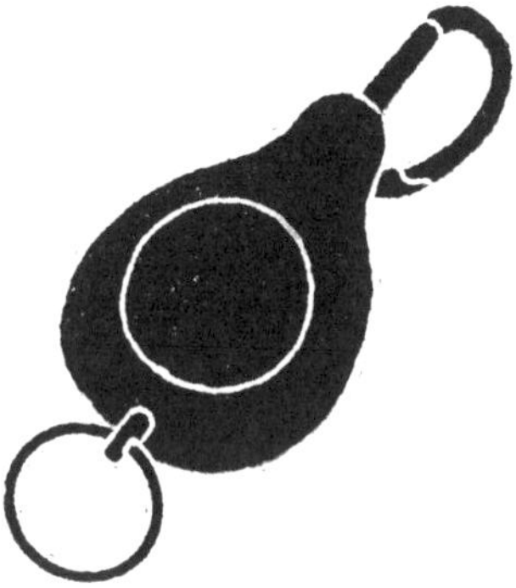

防盜蜂鳴器

能發出巨大的聲響，夜晚走在路上時可以握在手中。

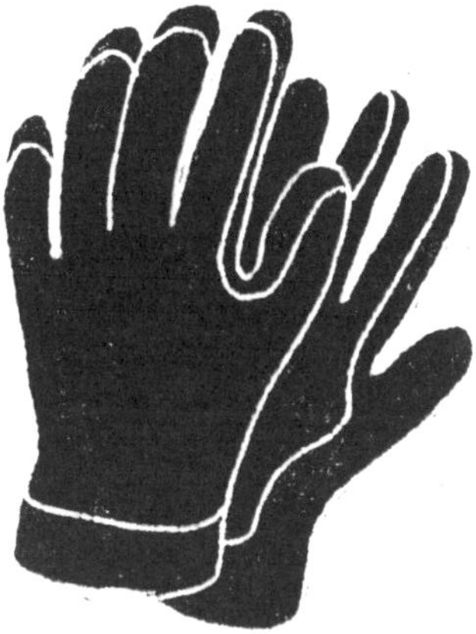

防刺手套

戴上這種手套，就算握住刀械也不會受傷。每個商品的性能都不同。

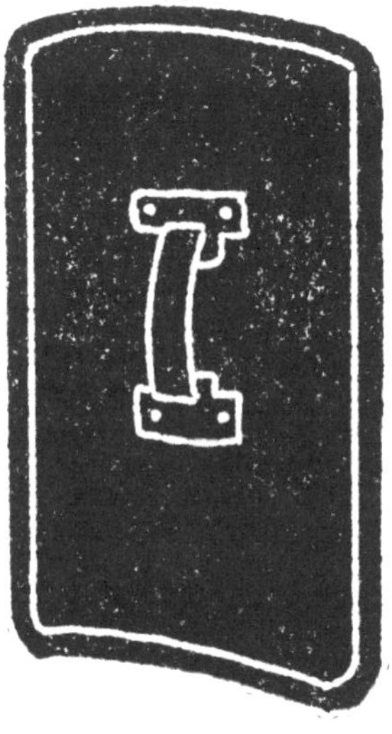

防護盾

能抵擋刀械攻擊的盾牌。大樓等地方可以多擺放幾個。

後記

「如果有人拿著刀刺向自己該怎麼辦？」在防身術研討會上經常會有人提出這個問題。

很多人對防身術的印象是積極、主動，但這其實只是防身術的一部分，也可以說是最後的手段。之所以會陷入危險情況、捲入事件，其中參雜著各種因素和因果關係，但其關鍵可以說是要早於「陷入、捲入」之前。說起來很簡單，就是在那之前盡可能地提前做好準備和防備。光用嘴巴說很輕鬆，關鍵是要從生活層面上理解並習慣風險、控管風險。哪怕只是一點點，光是在每天生活中多留意是否有異常情況，就足以讓自己遠離危險了。

在日本軍事和保衛領域裡，有一句格言是「隨時做好準備」。這句話在生活中也很重要，或者應該說，正因為是身處於一般社會所以才會是必要的要素。

另一個要素是相信自己的直覺。簡單來說，絕對不要無視或忽視自身感受到的不協調感、不信任感、恐懼感等危險訊號（基準線紊亂※）。自然界中的動植物通常都具有察覺危險的能力（天線），那現代人的這種能力到底有多敏銳呢？本質上現代人也是動物，照理說不可能會沒有天線。其實不是沒有這個能力，只是沒有人注意到天線所接收到的訊息而已。

生活中要注意並意識到基準線的細微紊亂，這樣才能避免危險迫近。

要維持這兩個關鍵要素必須具備「思考體力」。思考體力的來源是「精神的能量」，但若是過於在意準備、防備和天線，就會成為壓力，反而會導致能量降低。重要的是不要過度緊張，要將迴避危險的思考方式毫無負擔地融入生活中。因此，希望各位以適合自己節奏的方式和時間點，逐漸增加關於犯罪對策和防止遇到犯罪事件的知識，並提高自己在技術層面上的能力。

SOU有限公司

※簡單來說，基準線是指「正常的狀態」。文章中將擾亂正常情況下的心理狀態，稱為基準線紊亂。

SOU

提供日本陸上自衛隊繩索求援與戰鬥技術指導，以及民間企業的保護教育訓練，同時也針對行政機關、大型保全公司開設恐攻對策研討會。曾負責的委託項目包含：日本政府對外開發援助機構JICA的研修指導，針對日本國內資源開發企業、日本跨國集團、大型通訊社等需要海外派遣的企業，開設以危機管理負責人為核心的恐攻因應研討會，以及辦理派駐海外人員的安全研修活動。此外，也負責大型外資企業總公司、物流公司的設施保全業務，以及與國際非政府組織、非營利兒童組織合作危機管理研修等各類保全、保鑣業務。

二見龍

畢業於日本防衛大學。曾任第8師團司令部3部長、第40普通科聯隊、中央集團司令部幕僚長、東部地區混成團長等，最後以陸將補的身分辭去工作。現於KANADEN CORPORATION任職。作為畢生志業，二見龍於Kindle電子書、部落格「戦闘組織に学ぶ人材育成」及Twitter上，撰寫有關搏鬥技巧、達成生存任務方法等內容。著有《自衛隊最強の部隊へ》系列（誠文堂新光社）、《自衛隊は市街戦を戦えるか》（新潮社）等。

編輯
原 太一

裝幀・設計
草薙伸行 (Planet Plan Design Works)

插畫
ササキサキコ

攝影協力
PKウェーブ

KIMI NIMO DEKIRU HAMONO HANZAI TAISHO MANUAL

First original Japanese edition published
by Seibundo Shinkosha Publishing Co., Ltd. Japan.
Chinese (in traditional character only) translation rights
arrangedwith Seibundo Shinkosha Publishing Co., Ltd. Japan.
through CREEK & RIVER Co.,Ltd.

小老百姓的
刀械犯罪應對指南

出　　版／楓樹林出版事業有限公司
地　　址／新北市板橋區信義路163巷3號10樓
郵政劃撥／19907596 楓書坊文化出版社
網　　址／www.maplebook.com.tw
電　　話／02-2957-6096
傳　　真／02-2957-6435
著　　作／SOU、二見龍
翻　　譯／劉姍珊
責任編輯／陳鴻銘
內文排版／謝政龍
港澳經銷／泛華發行代理有限公司
定　　價／380元
出版日期／2023年10月

國家圖書館出版品預行編目資料

小老百姓的刀械犯罪應對指南 / SOU, 二見龍作；劉姍珊譯. -- 初版. -- 新北市：楓樹林出版事業有限公司, 2023.10　面；　公分

ISBN 978-626-7218-96-9（平裝）

1. 防身術 2. 正當防衛

411.96　　112014547